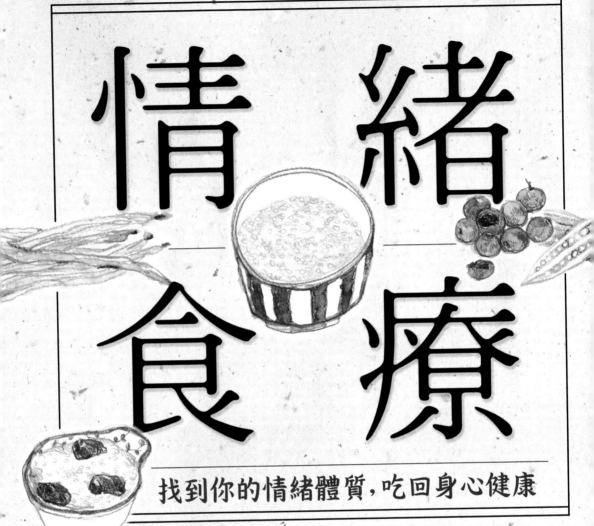

情緒食療

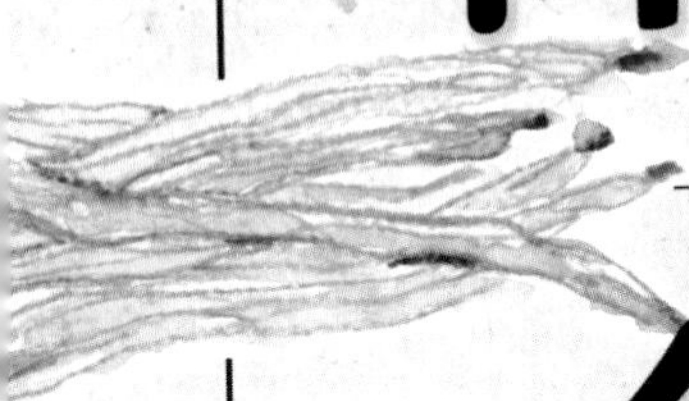

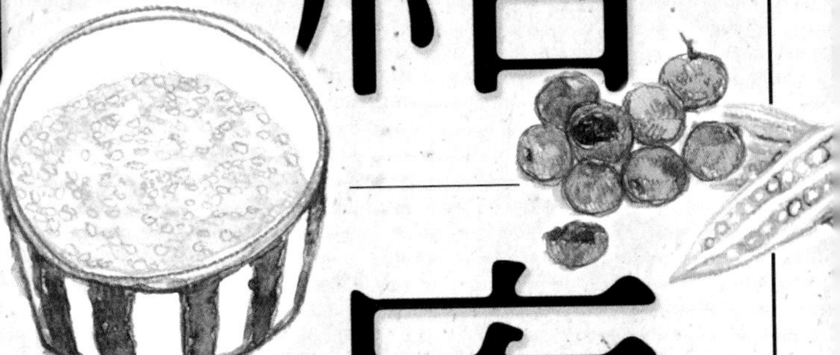

找到你的情緒體質，吃回身心健康

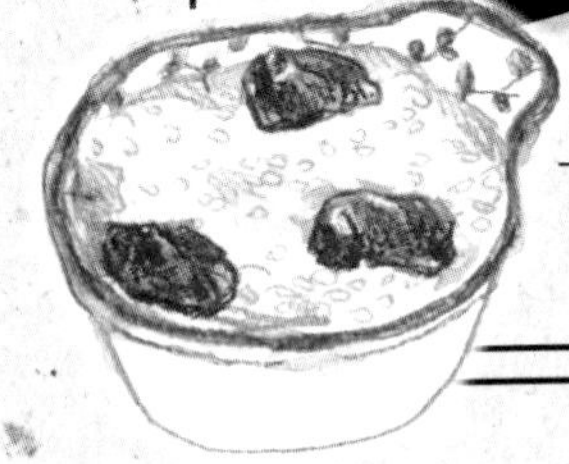

謝無愁 撰文
謝小浪 繪圖

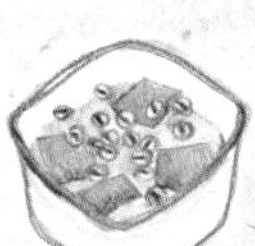

目錄

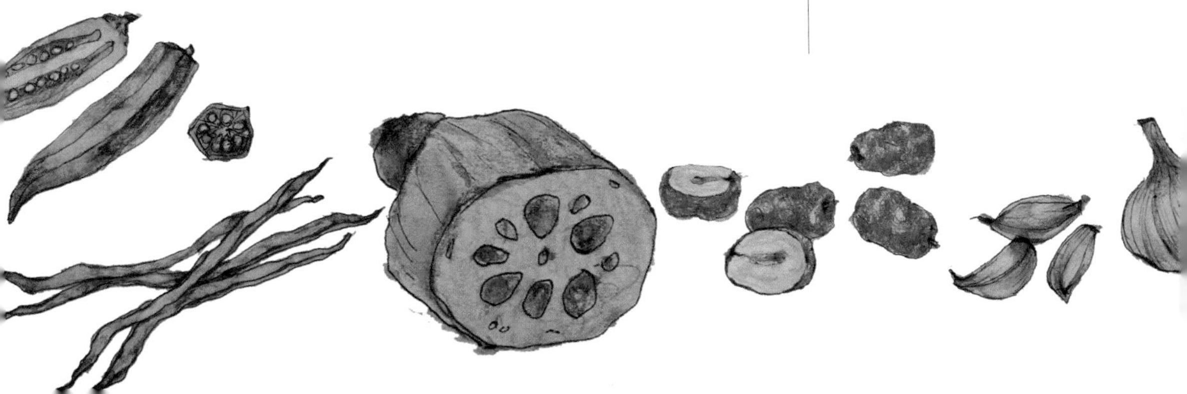

目錄

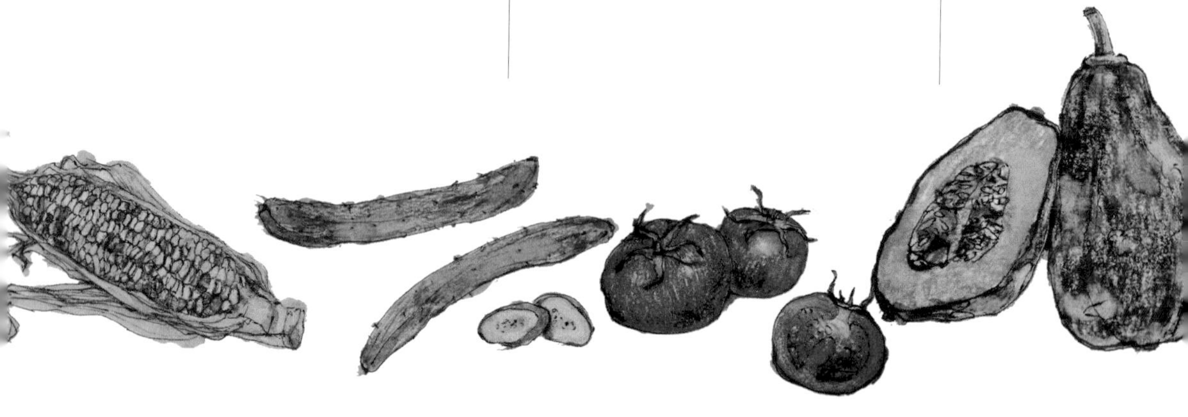

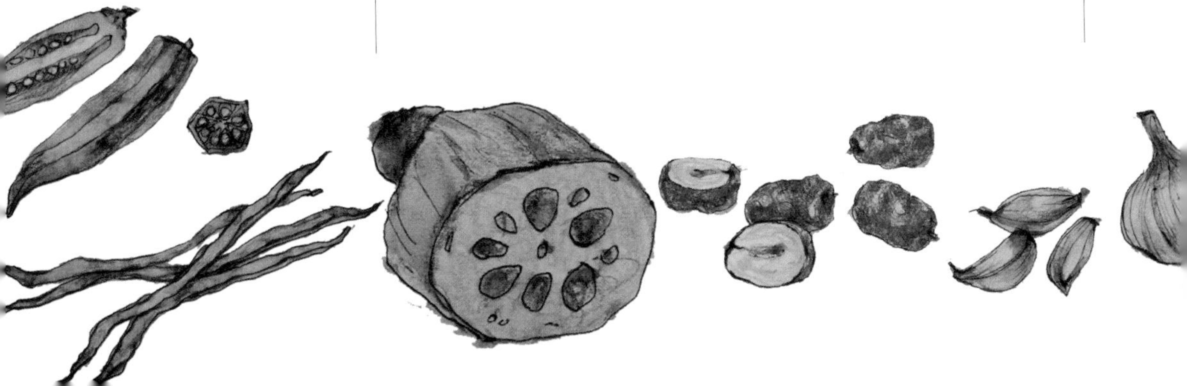

作者序 養生是我的職業病

謝無愁

沒有學習中醫之前，就有用文字沉澱自己紛亂的情緒習慣，學生時代，為了搞懂自己的個性，常常會接觸許多占卜命理或星座血型的書籍或心理測驗，接觸中醫以後，道家思想對我原本的人生觀有著很大的影響和啟發；對於性格、情緒與體質之間的關係，也有更深的理解和探索；中醫並沒有把心理學與情緒額外區分出來成為一個新的專科，某方面來說，中醫在診斷的過程中，已經把情緒的失調「一起算」進病症中了，沒有疾病是單純的情緒失調而臟腑卻健康的狀態，所以大部分有多年臨床經驗的中醫師多具備「算命」的能力，這個能力我稱之「職業病」。

職業病有多困擾呢？它是殺死言情小說、文藝片、盪氣迴腸刻骨銘心至死不渝愛情片、宮鬥劇、輪迴劇的金手指，這些曾經開啟了我想像力的創作靈感，自從學醫以後，就少了這個技能了；看分屍片和愛情動作片學習器官解剖和穴位位置，看文藝片或愛情片可以寫一篇「論談戀愛降低智商的普遍現象」，看宮鬥、穿越、輪迴劇，會思考人生本身就是一場罄竹難書的業障流水帳，其海枯石爛的情感，我可能會感動三秒鐘，然後順手用酒精噴霧清潔螢幕，就像上完廁所要洗手一般的自然。職業病這回事，除了打打坐放空、逗弄傲嬌貓、自創一些暗黑料理、寫寫無病呻吟文以外，能夠自娛的選擇，不外乎劇情簡單直接畫面絢麗粗暴的動作片和喜劇片，笑過了、爽過了，紛亂的情緒紓解了，人生還得繼續往前走。畢竟現實人生分分秒秒上演的生離死別、愛恨情仇，對於標榜著痛碎過、盲愛過、哭奔過、瘋笑過、蛋疼過才覺得人生有活過的價值觀，只有看得鬧劇夠多的時候，姨母笑才能表達我內心的底蘊淡定和從容。

現代主流醫學鮮少提及人與天地之間必須和諧共生的關係，對於已經發生的疾病投入過多的資源，相對而言卻在預防疾病上少有提升。在醫院，鮮少有疾病真正的被治癒，亞健康的人也因為還未達可被治療的標準，而無法被醫療體系治療，換句話說，現代儀器有很多疾病是無法檢出，或是無法在初期被診斷出來，而亞健康體質確實有惱人的自覺症狀，舉凡疲勞、痠痛、淺眠、脹氣、口渴、盜汗等，不足以被診斷為疾病卻又無法透過主流醫療體系來解決問題；不知何時引爆的疾病就成為不定時的炸彈一樣，加重了現代人的壓力和負擔。

養生是一種客觀現象的觀察，是方向的引導，我們常常用CP值或醫療效率來看待「養生」，養生不宜以治癒疾病為導向，而是講求無病無痛地怡養天年。現代人生活步調快，也造就心性急躁，對待自己以及看待外在環境的變化常常失去從容，不僅急於想要速效的人對食療感到絕望，遇到了這類型的人我也同樣感到絕望；養生培養的是一顆順其自然的心，也順應自然的節奏於天地間協調一致，讓生命之流滋養自體的生命。除了身體的疾病以外，古代醫家也觀察到內傷雜病對人體的影響，從有形物質身體的症狀，對應無形經絡氣機失調而反映出的情緒失調。中醫詮釋情緒與臟腑是無法被分開看待的，當現代人主要是情緒引起的身心症狀時，中醫在生活上的自我照護與提醒，對於疾病的治療效益會顯著提升。許多人也跟筆者反饋在生活中多了一份自我覺察，也漸漸能在日常生活中體會氣與能量的運作是什麼感覺，當感覺對的時候，也能真正了解身體想要傳遞的訊息，這也是自己在分享中醫情志的過程中最大的收穫。

學習、分享中醫理念至今，最大的考驗是讓自己時刻保持清明的內心，授課的過程中，遇過面對情緒與暴力、為了家庭和諧委屈求全，多年離不了婚罹癌的同學、愛不得又放不下情感糾纏多年的同學、得知自己罹癌也不想讓家人好過的同學、重男輕女的家庭，視女生對家庭付出理所當然被情緒勒索的同學、找不到人生方向對人生感到失望而有輕生傾向的同學、滿腔熱血想改變世道風氣而飽受挫折，不被理解又負債累累的同學……等各式身心的問題，每到深夜時分，這些問題都會在內心反覆播放，常常思索著，如果人生在每一個十字路口的時候，有內心的小小提示，告訴我們可以選擇讓自己更好過，我相信，即使眼前的困境再艱難，我們也會有勇氣承擔下來，這樣的心念也促成了我整理自己幾年來以中醫角度觀察情緒的心得，讓它有緣成為每個人心中的小鬧鐘，知識與資訊不會給予人生該如何選擇的標準答案，它是讓我們認識自己仍然有底氣、有力量的提醒，然後明白這個力量是操之在己，無論在體質也好，還是情緒調理皆然，畢竟，人生並非是活得愈久，快樂愈多，只有能夠笑著活到最後，對我來說，才是真正沒有遺憾的人生。

己亥年　夏至

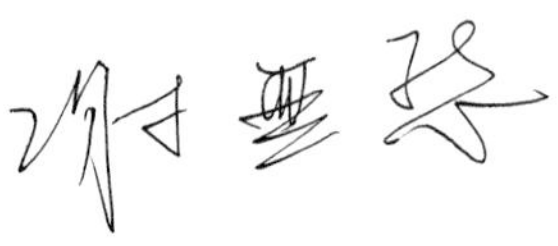

第壹章

找出你的先天情緒體質

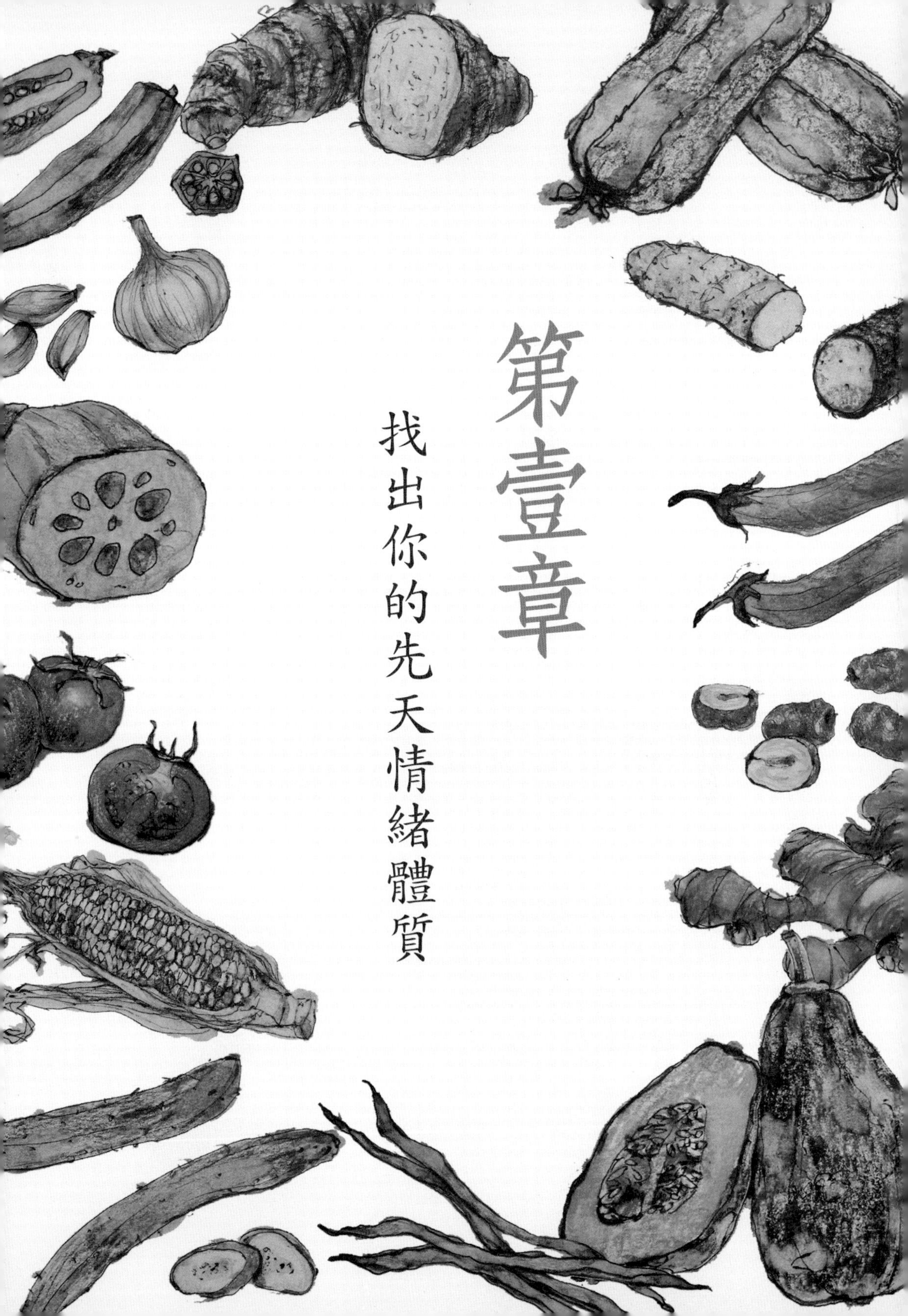

物質、信息、能量三位一體

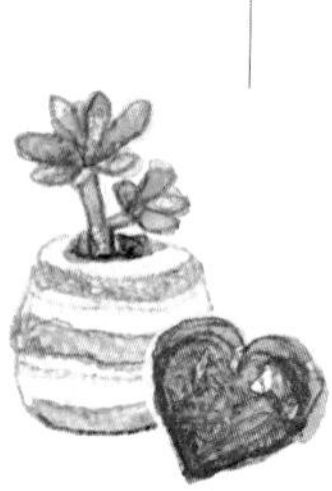

中醫眼中的人體生理

人類能夠擁有豐富的味覺層次，是老天給人類透過感官與這花樣世界連結最好的賜予，遠古時期，神農透過嘗百草而流傳下「神農本草經」，無論是辨識食物屬性也好，或是其藥用屬性也罷，古代的人民透過神農的經驗，由原本採集、狩獵的遊牧生活漸漸轉變成聚落耕作的生活型態，也讓華人因定居與飲食促進文化蓬勃發展而影響了整個中原的生活樣態。

小嬰兒剛出生時所吸進這個世界的第一口氣，這口氣讓一個獨立生命開始輪轉。在體會古人對於氣血生化的過程中，食物中的味道，其能量遠遠不如沒有任何味道的新鮮空氣，它代表著人體自體可以從一呼一吸之中，取得完整能量為身體所用，這類似幹細胞的能力。學習《內經》的過程中，十分佩服古人在沒有任何現代醫學檢驗儀器，可以透過內觀的方式了解人體內環境的運作，並具體化描繪，或口傳，或刻成文字記載下來，讓後世之人能親睹前人的智慧結晶，中國在造字詞的過程是十分講究有理可循的，胎兒在母體中最先生長的部位是鼻子，所以古人在形容初始或源頭會稱之「鼻祖」，鼻子到肺之間是外在的空氣進入人體內環境的通道，這是能量最先進入的管道，也是人體無時無刻都在透過呼吸取得精微能量的能力。

食物的「氣」與「味」透過經絡系統輸送

把經絡理解成「訊息」傳遞的管道來看待它，對於人體生理結構的完整性又多了一層體會，人體從天取得「虛空的氣」與嗅覺辨識的能力，從地取得「水穀之氣」與味覺辨識的能力，嗅覺與味覺分別由手太陰肺經和足太陰脾經主導其功能，也是人體連接天與地之所在，人能透過嗅覺和味覺分辨哪些食物適合攝取，哪些對身體有危害，動物雖無吸收醫藥知識，但卻能憑藉本能尋求自癒草藥，靠的就是嗅、味覺的訊息是否與自體相合而反應的直覺判斷，這是非常重要的保護機制，有時候我們本能想攝取某些特定的食物或味道，其實也是反應身體自身的營養需求，當身體的需求被滿足以後，自然就不會再對某些味道有渴望了。對於食物渴望的前提在於它是天然的完整食物，而不是再製加工調味過的食品。

心藏神，「神」是晝夜交替一體的兩面，「魂」是白天的神在執行運作，「魄」是夜晚的神在執行運作，道家又把魂魄細分成三魂和七魄，而總體是由心神在主導；味覺主舌頭在辨識的能力，舌頭是由心來主導的部位；而嗅覺就是鼻子在辨識的能力，兩者的功能在食療領域中都十分重要，它影響的是我們選擇進入身體的食材屬性的觀感與情緒，嗅覺是比味覺更精微的能量，我們在還沒將食物吃進口中之前，會先聞到食物烹調過程的味道，這個味道會決定我們是否想要入口。沒有持續修習氣功或靜坐的人，是無法自行透過呼吸取得空氣中滋養人體的養分，一般人對於呼吸的看法是能維持人體的含氧量，那是身體沒有透過修煉進化到能夠吸收空氣中精微的能量，如同祭祖時的供品，靈體形態能接受的就是空氣中蘊含的氣味；而當修煉到收攝自身感官，讓身體調節到能接受空氣的能量時，就可以成為「食氣者」的形式來生存。而味覺尚在一般人能夠接受與感受的範圍，這裡所分享的任何食療與中醫裡提到的四氣五味，皆是很容易上手與理解的內容，可供作為參考。

人體「養陽」養的是「氣的頻率」

我們常常對於肉眼看不見的「非物質」存在著無法理解的印象，殊不知看不見的非物質，也是物質另外一種形式的存在，例如：聞到的氣味、食物在口中的味道、聲音和顏色，這類的感官接受器對應到人體的嗅覺、味覺、聽覺和視覺，這四種感覺存在著每一個物質體的訊息紀錄，比如一顆番茄從種子到成熟採收，一生的生長紀錄、環境變化會反映在它的氣與味的變化，倘若土壤中缺乏某些礦物質，就可能會影響番茄的顏色或外觀形態，這樣的訊息紀錄在被人體接收時，就會以它的氣息、口感（比如酸甜度）和顏色呈現出來；每一個物質都具備訊息和能量，差別在於有些物質訊息層次較多元，如鳳梨有甜（甘）味和酸味，而木瓜就是單純的甘味等等。

我們對於味道的喜好也會反映臟腑器官的需求，例如腎臟弱時較嗜食蛋白質醃漬發酵的食材（如臭豆腐、醃肉），脾虛消化較弱者偏好烤炸有焦香味的澱粉類食材（如薯片），個性壓抑敏感會偏好辛香料的調味（如胡椒、辣椒）等，當身體出現複合型的失調時，口味也會重疊，例如脾虛個性壓抑者，偏好吃炸物加辣的吃法，若是臟腑失調沒有改善時，也會對這些料理產生上癮和依賴。

想要認識「補法」，需要了解溫度對人體的影響

能量的理解上，我們常常會接觸到關於「補」的概念。補法是指能量強度的選擇，中醫把溫度區分成寒、熱、溫、涼、平，五個屬性，並非所有的溫熱食材都有溫補的作用，也不是所有寒涼食材都是消炎或涼補，是否補氣，或是行氣、通氣、降氣的作用，仍需要配合食物中共存的五味屬性才能整體的判斷，例如家中常用於配菜的薑，性溫，味辛，對應在人體的反應就是提升體溫（溫性）和行氣（辛味）的作用，令人能感受溫暖而行氣，卻不補氣；若想了解某食物是否有補氣的能力，它必須本身具有甘味，才有這個作用；對於薑而言，如果想增加

補氣的功能，就要搭配黑糖（甘味），另一個要點是每個食材對應臟腑較有針對性，例如桂圓偏向補心氣血、銀耳有潤肺的作用、黑木耳則是滋腎陰清血，這就是食療應用的思惟以及對每樣食材的基本認識。

訊息的層次是很廣義的，舉凡音頻、嗅覺、味覺等——具有流通、調動、傳遞等等的特質，都可以歸類在訊息體，訊息體也是非物質形態的存在，音樂的頻率令人產生的愉悅、難過、傷感、平靜等等的狀態，在於它的頻率能夠調動或平復體內氣的運行，例如鼓聲能提振精神，氣是向上向外的發展，古代在戰爭提振士氣的運用上，就以鼓聲做為前進的象徵；同樣是以調動氣向上向外的食材，就是酒類，氣向體表調動擴張的能量，會令人感到強大而無所畏懼。而退兵或收兵時就會使用金屬的鑼，是取其五行的「金」收斂的作用，成語中「鳴金收兵」就取其使氣向內收斂的特性；在食材的味覺上是反映酸澀口味，如烏梅，具有斂氣、固精止瀉的特性，使精氣收納內臟。

吸收「天之氣」靠呼吸和光照；吸收「地之氣」靠食物

地表生長的萬物是如何相應天的氣？除了光是從太陽而來以外，引力的影響來自於太陽系中其他行星與月亮，大氣層內的植物，就像三稜鏡的作用，把光的能量分層吸收，成為萬物中繽紛多彩的顏色；葉子的光合作用，就是氣與地表合作的方式之一，人類以嗅覺和呼吸作用相應天的氣，以味覺攝取食物和飲水相應地的氣；故人介於天和氣的中間，行使中道，這是養生的基本概念。我們攝取多彩的蔬果，就像是在攝取光譜的能量，在戶外郊遊踏青，也可以透過皮膚吸收完整的光能量，在大自然中，愈鮮豔的顏色愈令人感到愉悅，而愈深沉的顏色能令人沉澱安神；在食物的口感上，有細分成酸、苦、甘、辛、鹹、淡、澀七種味覺，這七種味覺也會調動人體內氣血的運行，進一步觀察到透過食物的五性與七味來調整人體失調的氣血，改善疾病和體質偏性。

人體的物質體是以看得見的形體和組織器官為主，中醫把五臟當成是收藏氣的容器，供應內臟工作的動力。訊息體則是以經絡管道為主，經絡是氣運行的通道，如果有氣滯、氣鬱等病理現象時，就會出現氣結、氣腫、脹氣脹滿或發炎等症狀，這與血管是血液運行的通道是同樣的道理，經絡內達臟腑，外透肌表，中醫在手太陰肺經循行寸口的部位，可以用把脈的診斷法來判斷全身氣血運行的變化，在中醫對於肺的生理作用也有「肺朝百脈」、「肺主一身之氣」的觀察，經絡對於氣的變化是敏感的，所以以情緒變化最容易影響經絡氣的運行，許多疾病不一定是以情緒為主要致病的原因，然而大多數的情緒或多或少都會在疾病的過程中反映出來，某種程度上，只要是臟腑器官出現器質性病變的疾病，通常就無法忽略長期的某些特定情緒特質造成的影響，有些可逆轉的疾病可以透過經絡的疏通慢慢改善，若已經達到需要開刀的程度時，想要再靠自己的自癒力只怕會緩不濟急，因為情緒的變化是有可能在好轉的過程中讓治療功虧一簣，好壞之間有賴於自體對於生命和疾病之間的看法。

很多時候，疾病是個體另外一種表達自己的出口。例如相忍持家數十年的母親罹患乳癌，面對不夠體貼甚至在外有小三的另一半，為了家庭完整忍氣吞聲，心中沒有出口的怨懟，在身體上形成氣鬱而得病，透過疾病的顯現，重新有了檢視自己生命的價值與意義，無論未來決定如何，至少疾病顯化了原本自己不想面對的情緒，這樣的情緒是需要被看見、被釋懷的。這就是情緒對應到經絡（訊息體）影響的例子。

溫度調節主要來自於體內水分的調節

能量體在人體表現出溫度的調節，人體恆溫的機制，來自於心與腎的協調，正常生理狀態之下，散熱是以排汗、排尿的方式調節，若是保溫，則是以肺的收斂毛孔和腎氣調度做為調節；食物中有以辛味主散、酸味主收斂的作用，端看個體需求來決定用法，人若想要攝取能量的食材，是以五穀根莖澱粉類（甘味）為主，這個能量不僅能補氣，也有保溫的作用，人體在正常生理條件下，長期進食五穀根莖澱粉類是不會有火氣大的現象，若是選擇辛辣行氣的食材，比如薑或辣椒等辛熱調味料，就容易引起氣在某處聚集而出現上火、局部發炎的症狀，這就是不同食材屬性在人體的影響；另一個例子是地瓜和馬鈴薯，若脾胃消化能力較弱時，選擇攝取比較不甜的帶皮馬鈴薯，和地瓜比較起來就不容易產生食後脹氣的現象，帶皮的馬鈴薯除了澱粉的甘味以外，也包含皮的澀味，具有斂氣的作用，所以吃了不容易脹氣，而地瓜的甜度太高，相對比馬鈴薯還補氣，然而脾胃若無法消化甜度高的養分時，就容易引起腹脹氣的現象，也就是中醫常說的「虛不受補」，當脾胃消化能力較弱時，最好的方式就是漸進式的調整飲食內容，從好消化、好吸收的方向先調理，讓脾胃改善以後，對於食材的選擇就能更多元了。

能量不足時，代謝變慢，體溫通常低於36度C，情緒容易感到低潮，沒有生命動力。營養不良、減肥過度、厭食等無力自行攝取養分的人，在過程中就會產生焦慮、悲觀和宿命的情緒，嚴重者有厭世傾向；許多久病臥床或是因消化系統病變，而無法攝取一般飲食的人，也可能會因口味改變而有食不知味、口淡無味等味覺的異常，即使進食也很難感受到食物的味道而情緒低落，這類型需補充的除了是以溫性食物為主以外，也需要特定補充穀類和澱粉類，這類食材是微生物喜愛的原料，能幫助體內的微生物生長，此外溫性食材提升體溫，能促進體內酵素增生，進而早日恢復味覺。

情緒失調多和人際關係、物質渴望、自我實現、壓力有關

古人對於情緒的主題描述的並不多，或許是社會型態的差異，讓人不先以情緒失調為主要就醫的方向，若是自體虛損引起的情志低落，是以藥食補益的調理為主；若是情志為主要失調（例如外界刺激或遭受打擊等），則多以針刺療法調理。

情與志，是一體的兩面，肉體就是一間五臟廟，廟中供奉著主神（心主神），其次為肝藏魂、肺藏魄、脾藏意、腎藏志等，我們可以把它想像成一個供奉五個神明的廟，五個臟所對應的五種「氣」，是人體能量活動的源頭，舉凡細胞基因、性別取向、遺傳因子、人生方向、性格外向或是內向等等，都包含在這五臟的設定中。腎為先天之本，繼承了父母的精，創造出新的生命個體，這個個體生於父母，也是獨立的存在，就像我們換上不同的軀殼去體驗不同的生命經驗，五志各司其職，也互相影響，倘若五臟之志無所發揮，就會成為情緒反應出來，只要有情緒，就會影響到經脈氣機的變化，〈素問．舉痛論〉中說：「百病生於氣也，怒則氣上，喜則氣緩，悲則氣消，恐則氣下，寒則氣收，炅則氣泄，

驚則氣亂，勞則氣耗，思則氣結。」就是說明氣機因情緒（訊息體）、冷熱（能量體）的變化造成人體內環境的影響，不同程度的影響就會有不同程度的疾病症狀產生，這就是可以透過氣機的失調判斷是哪些情緒、是否內傷七情為致病因素來決定調養方式。

除此之外，每個臟腑都有自己喜好的氣的運動方式，例如肺氣喜降、肝氣宜調和、胃氣喜降，脾氣喜升等等，只要是讓它逆向，或是瘀阻，就會產生病理現象，例如憤怒的時候氣機向上，影響肺與胃的功能，而出現肺胃失調的胸悶、胃納失調、胃食道逆流等症狀，源頭是肝氣不和，反映在不是肝臟本病的失調，我們都可以歸於情志為主的疾病；另一個例子是思慮過度，讓氣打結成無形的氣結，影響脾胃運輸和消化的能力，令人不想進食、食慾不振，也是因情緒導致氣機的失調而出現的症狀。

壓抑的性格很容易累積病根的因子

我們常常視情緒為理所當然的狀態，為了抒解情緒而在平日養成許多代償的生活習慣，許多戒不掉的酗酒、菸癮、暴飲暴食、熬夜等，大都是為了抒發自己平日壓抑的情緒或追求完美，為情緒服務，也被情緒綑綁而苦不堪言，一旦了解情緒會實際影響身體氣血運行、飲食偏差的時候，我們也比較容易從情緒的困境中有意識的改變自己的思惟模式，過程中也可以透過飲食的調整，協助氣機正常的運作，讓身體較快恢復失調的狀態；雖然坊間已有許多針對抗憂鬱的食材進行研究，不過以中醫的角度，不會局限在某些特定食物才具備改善情緒的思惟，一切的判斷仍會以體質失調的程度來選擇相應的食材，而不以所謂悅性食物或惰性食物做為分類標準，「沒有好或不好的食物，只有適不適合的體質」，調理情志的食材是以顏色、氣味來決定，例如憂慮型偏好選紅橙黃色系，配合氣味是甘甜的食材，食材選擇就會有方向可以依循了，中醫對於情緒調理的方式是調動體內之氣，不通則通、氣虛則補、氣亂則安、氣亢則降，不拘泥於特定營養成分的攝取。

物質、訊息和能量，需要同時看待，無法將三者分開選擇，如同想要溫補腎臟，桂圓雖溫補，卻是針對心臟而非腎臟，所以即使每個季節都有相類似屬性的食材，也會有對應不同臟腑的選擇，往往取捨以後，適合當下體質的只會有一、兩種，若能對自己身體狀態了解愈清楚，以及觀察食物攝取後的反應，就愈能選出適合自己的食物，久而久之更會發展直覺力，生命的視野會從純粹的物質型態，拓展到訊息和能量的層次，情緒雖然能透過飲食的氣味疏導鬱結的病氣，倘若自身有思惟的慣性，對於某些人事物已經有先入為主的看法時，即便持續使用飲食或針灸調理，也可能會反覆出現情緒失調，所以最好的方式是不被自己思惟的慣性所影響，把主觀的概念導向成客觀的第三人稱角度，不讓自己陷入鑽牛角尖的處境，對於食療或物理治療的作用會事半功倍，也更能擺脫情緒帶來的內傷雜病。

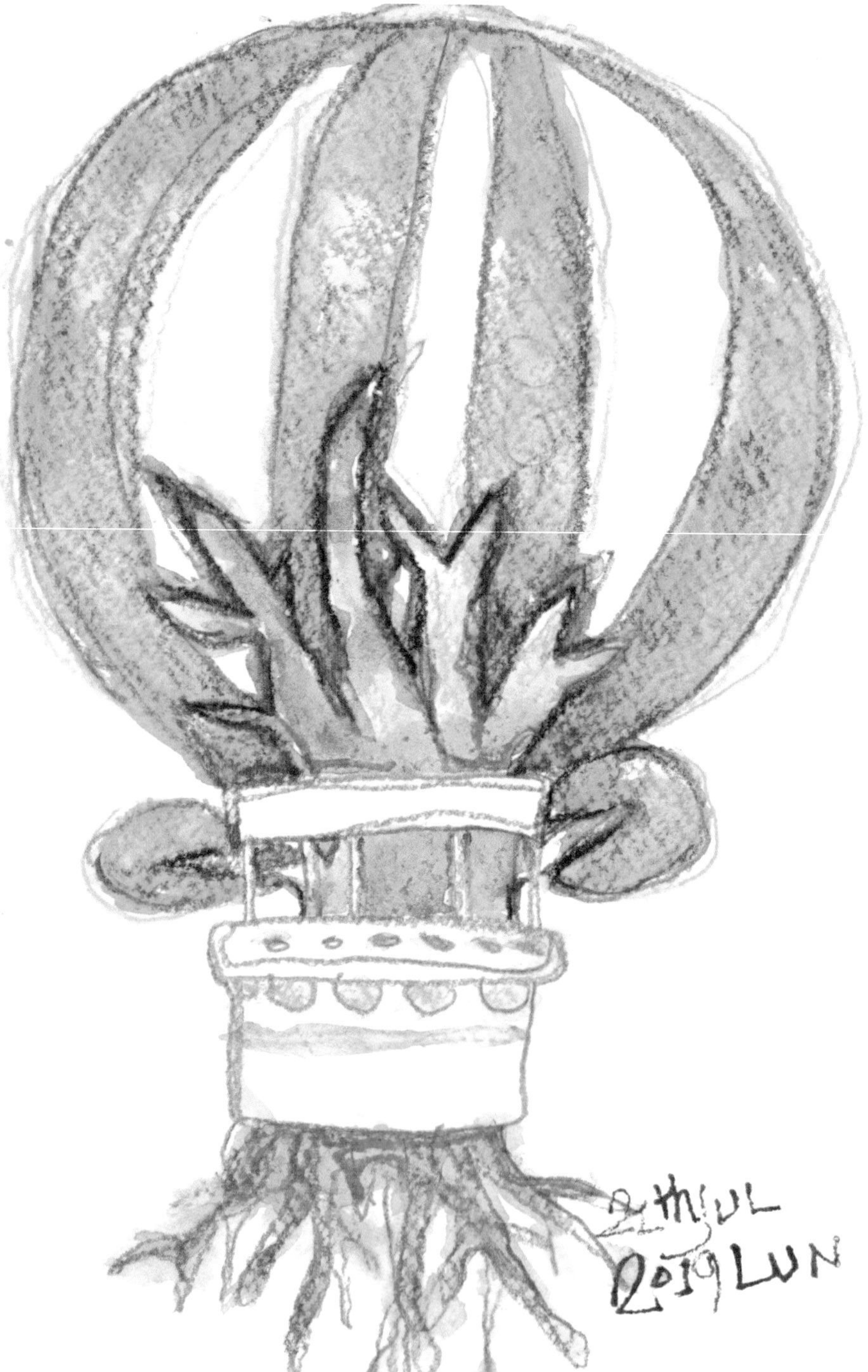
2019LUN

你是哪一型？認識六種先天體質

從國曆生日，看看你是哪一型人？

生日所在的節氣範圍	體質	情緒課題
立春（約2月4日前後至2月18日前後）	木型人	原生家庭的情感羈絆強烈，渴望人際連結，在意人際和諧，可能為了維持關係而壓抑自身的個性。
雨水（約2月19日前後至3月5日前後）		
驚蟄（約3月6日前後至3月20日前後）		
春分（約3月21日前後至4月4日前後）		
清明（約4月5日前後至4月19日前後）		
穀雨（約4月20日前後至5月5日前後）		
立夏（約5月6日前後至5月20日前後）	火型人	創造力佳，正能量，渴望對人有影響力，可能為了博得他人的喜愛而作「濫好人」，模糊了人我界線。
小滿（約5月21日前後至6月5日前後）		
芒種（約6月6日前後至6月21日前後）		
夏至（約6月22日前後至7月6日前後）	【火土人】	要不是行動派，就是眼高手低的空靈派。自信心、執行力為關鍵，若能落實想法，將是天生最易成功的人。
小暑（約7月7日前後至7月22日前後）		
大暑（約7月23日前後至8月7日前後）		

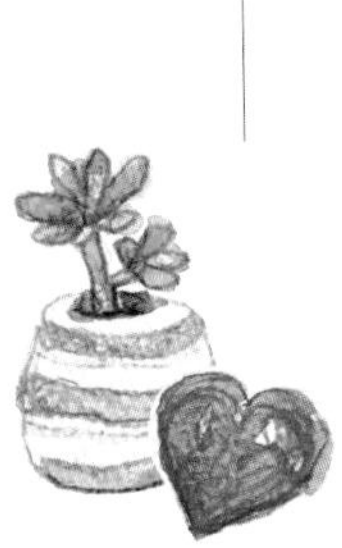

立秋（約8月8日前後至8月22日前後）	金型人	【土金人】	心思細膩，善於邏輯思考，要求完美，缺乏安全感，習慣做事前計畫，遭遇意外狀況，掌控慾可能瞬間飆升。
處暑（約8月23日前後至9月7日前後）			
白露（約9月8日前後至9月22日前後）			通曉事理，最在意他人是否表裡一致。容易憤世嫉俗，或自我否定、自我批判，感到厭世悲觀而想遠離塵囂。
秋分（約9月23日前後至10月7日前後）			
寒露（約10月8日前後至10月23日前後）			
霜降（約10月24日前後至11月7日前後）			
立冬（約11月8日前後至11月21日前後）	水型人		在意自己是否有用、被家人認同。原生家庭的價值觀根深柢固，容易懷疑自己，也不易相信別人。為逃避心理創傷，較易染上上癮行為。價值觀和人生觀易受困在宿命的思惟中。
小雪（約11月22日前後至12月6日前後）			
大雪（約12月7日前後至12月21日前後）			
冬至（約12月22日前後至隔年1月4日前後）			
小寒（約1月5日前後至1月19日前後）			
大寒（約1月20日前後至2月3日前後）			

*此表格參照二〇一九年節氣日期製作，實際日期區間每年稍有變動，仍應以出生當年為準。

先天性格、體質情緒、環境影響的介紹

每個人出生時，會連結來自於父母親養分（地氣）以及當令節氣三方的滋養，藉此形成完整的個體。

【黃帝內經．靈樞第五十四．天年篇】

「黃帝問于歧伯曰：『願聞人之始生，何氣築為基，何立而為楯，何失而死，何得而生？』

歧伯曰：『以母為基，以父為楯；失神者死，得神者生也。』

黃帝曰：『何者為神？』

歧伯曰：『血氣已和，營衛已通，五藏已成，神氣舍心，魂魄畢具，乃成為人。』」

如果沒有天、地、人的共同支援，生命便會有損，先天不足、後天失調，讓生命徒增波折；如果想認識人的整體，也需要全面的了解，才能找到調體的方向。在出生的那一刻，第一口的空氣即成為一生之中的維繫，某種程度而言，先

天的體質會以父母的基因和體質以及懷胎期間接受的養分有直接的關係；後天的體質是離開母體以後，氣候變化以及飲食習慣對於體質的影響。

先天體質，以五行特質與人生課題做為參考主軸，情緒與體質很容易互相影響，所以並非生日在某個區間就一定會有身體和情緒的問題，例如本身是木型人的先天體質，不一定必然相應人生課題和情緒，但有一定的程度會受到「木的特質」思惟模式影響；若是木型人體質有濕氣重的困擾，就需要參考土型人或水型人的單元，以及長夏和冬季節氣對自身的影響，而不單純以木型人的介紹為主；另一個例子是假設火型人本身有出現相應的人生課題和情緒失調，同時也有體質濕氣重的困擾時，除了火型人的單元需參考以外，也需同時參考土型人和水型人的單元，以及夏季、長夏、冬季等節氣對自身的影響，總體評估判斷，才算是較完整自我觀察的方式，這樣也比較能判斷是自身臟腑失調或是外在情境誘發的因素，進而有調理的方向。

如何得知自己是哪一型人？以筆者生日為例，國曆出生年月日為一九七五年七月六日，對應到出生年的節氣為「夏至」，歸納為「火土人」，一九七五年的夏至期間是六月二十二日至七月七日，每年的節氣日期都有些微的差異，所以先天體質是以出生年來確認當年的節氣為主。所謂後天影響，是指許多人很容易在特定的季節出現情緒低潮或浮動，節氣本身就是外在環境風與水之間變化的規律和走向，體質很容易因天氣變化、飲食和生活習慣而改變，情緒亦然，所以當體質有失調的現象時，也可以對應是否有情緒的變化，如果是情緒為主的問題，對於外在節氣的變化會更敏感；例如春天較容易在情緒上陰晴不定，夏天會更在意形象和人言的評價，秋天則容易回歸自我價值的實現，冬天會對安全感的需求更加在意等等；此時若是覺得自己是受到時令的節氣影響到情緒的變化，則參考今年節氣的區間來判斷即可，透過外境反映內心的情感變化，是自我觀照最好的方式。

木型人

春三月——立春、雨水、驚蟄、春分、清明、穀雨

先天性格篇（以國曆生辰來查詢自己的人生課題和屬性）

肝藏魂，魂是出生為人之前所設定好的生命藍圖，也可以說成「定業」，它是人生中所遭遇的各種因果緣分所形成命中註定的因緣；每個人都需要彼此「有緣」，才能夠生而為人，與人結緣以後，再次成為來世的通行證，重新再來，輪迴不息，直到緣盡為止。

魂是人生藍圖，春三月期間出生的人大多帶有前世既有的天賦能力。每個人都有魂，然而木型人更早能認知到自己的天分與能力，並較早發展出來，也對於「結緣」與「化緣」特別的敏感，它呼應肝的能量，為了維持關係而壓抑自己的個性、對於無法回溯的緣分難以適懷、想當好人而斷不了孽緣，亦或是寧為玉碎兩敗俱傷而令對方內心有陰影面等，都會是肝木特質者的特徵。

人生藍圖雖然不可改變，但每個人都不一定會完全探索整張地圖，或許人生中必經之路以及必經之緣分，跟血緣的宿命連結是最深刻的，不過地圖如何行走，取決於每個人當下的選擇與意願。血緣關係對緣分的羈絆愈深，也是最令人糾結的情感關係，即使從小就離開父母或離鄉背井去求學，或去工作等等，對於自己的影響始終無法脫離血緣的價值觀、家規、家族宿命或意識型態等，它也包括了民族情結與安全感的需求，尋求彼此共鳴的群體，對木型人是特別渴望的存在。

關係中的變化對於木型人的影響甚深，比如父母離婚、親密關係變質、朋友閨蜜失和、渴望擁有關係的連結而生兒育女、生離死別等等，會是木型人較需要學習面對和超越的課題，木型人喜歡緣分開枝散葉的氣氛，這樣較有安全感，所以在職場上也喜好用關係來區分親疏遠近，容易對人不對事來決定結果。木型人喜歡培養自己的班底來共事，好的方面是共同成長，有利共享，負面的情況則是包庇自己人而掩蓋事實或是被自己人出賣而揹黑鍋等。

人際關係對於木型人而言是「必要的養分」，往好的方面看待是廣結善緣，往不好的方面看待則是糾纏不清，造成困在許多緣盡而緊抓不放，或即使放手但內心仍無法釋懷而暗自神傷，逝去的情感容易在內心美化而成為遺憾，如果一直無法放下，也會因思念之情而試圖挽回，或是容易把過去的情感和現在的人際關係互相比較。無法活在當下是木型人會重複要面對和學習的課題，沉溺過去的遺憾而不讓現在的自己好過，也不讓身邊的人好過，木型人很容易合理化自己情緒的正當性，甚至不願意出戲，只為了忠於自己對過往人事物的情感，潛意識裡卻渴望有個真命之子（女）拯救受困的自己；木型人的情感世界是充滿戲劇性故事，許多經典劇本創作者也多為木型人，有點夢幻而不太能接受平淡沒有人生起伏的生活，有時寫出盪氣迴腸的曠世作品，很大的機率跟自己的人生經歷有關，或是把曾經心目中對於情感的執著和理想呈現在作品中。

木型人對於人際關係也有自己的眼光標準，符合戲劇性或是對自身具有啟發生命靈感的人，對木型人來說具有致命的吸引力，但在所謂的道德界線就十分主觀了，往往理所當然的用兩套標準來處世，對於自己欣賞的人，即使萬人唾棄也會合理化對方的思想行為，如果自己陷入複雜的人際關係，沒有覺察地成為感情的第三者，或介入了別人的家庭時，也會覺得自己是受害者或合理化自己的行為。某方面來說，木型人在整個生命歷程中，是選擇用人際關係來體驗人生中的喜怒哀樂，透過情感的交流做為靈魂的養分，如果身邊有木型人的親友，如果我們的心臟不夠強大，就不要進入他們的生活圈，即使旁觀者清，也會被他們的情緒掃到颱風尾，這樣的習性在肝臟系統失調的人身上也會發生。

自尊心強的木型人常常有苦難伸，或因自身達成不了的願望會轉移到孩子身上，如果宿願未了卻生命將盡時，也很容易帶著遺願重新再來；魂本身就是生生不息的概念，它象徵我們的生命想要體驗的渴望，透過各種因緣投生來完成自己想體驗的生命歷程。如果目前正受困於關係的情境，解套最好的方式，是感謝並祝福彼此有機會在此生完成想去體驗的事，我們因緣分而有機會在此生成就自己，滿懷祝福讓關係善了，這是木型人的基本功。

水生木，宿命加緣分的結合，口語的說法是欠債或還債的關係。
木生火，當自己強大的時候，也有想名留青史的渴望。
木剋土，當情緒壓抑或鬱悶時，容易對別人用情緒勒索主導控制慾。
金剋木，了解此生為何而來，該往哪裡去，靜心是調肝最好的解藥。

火型人

夏三月——立夏、小滿、芒種、夏至、小暑、大暑

先天性格篇（以國曆生辰來查詢自己的人生課題和屬性）

心藏神，神與心的對應關係是認知到「我」的存在，天上天下唯我獨尊，指的是創造的本質，每個人都具備神（創造力）性，夏三月出生的人，則強化了創造的特質與天性。

透過創造來證明「我」的存在讓自己完整，所以任何可以啟發靈感的人事物，對於夏三月的人來說，是很具吸引力的；火型人對於外在訊息、感官刺激、直覺力、感受性特別敏銳，創造與分享本身就像是嗎啡一樣令人上癮，如果過度需求外在的刺激來找尋自我價值時，也容易因此失去掌握自己的能力而逐漸失去初衷，期待外來的支援而有目的的說別人想聽的話示好，或選擇性聽自己想聽的而忽略建設性的諫言時，久而久之就會有心氣虛的症狀。

夏三月出生者在展示自己上有著多元的形式，從語言、文字、影像、圖畫、肢體、音樂等方面吸引別人注意，如同孔雀張開自己的羽翼一般敢秀，即使有些火型人個性十分溫和內向，但本質中仍有自帶舞台屬性，當鎂光燈聚焦在自己身上時也會當仁不讓的秀出自我；它不局限於特定的形式，許多人專注其專業領域，成為獨具風格的藝術家或表演家，沉浸於享受創造的過程，呈現只是完整自己結果的行為。心氣強者是自得其樂的，倘若為了譁眾取寵、透過符合別人期待委屈求全而忽略自己的初心，或期待眾人景仰而道貌岸然、散播別人無法求證的訊息（如通靈），來證明自己與眾不同、好為人師，很容易迷失自己而變成浮萍一般，愈來愈找不到人生方向。

心主火，火的能量有熱與光，熱能愈聚焦光愈亮，熱能主要是向上延伸的能量，而光只要沒有阻礙，其影響力是向四面八方擴張而沒有分別心的；一個人要有影響力，首先要先完整自己，完整的人是心口合一的狀態，心氣強也會表現在表達能力和創作的一致性，心口合一意謂著過著「真實的生活」，不欺騙、言行一致時，語言的力量會對別人產生共鳴和影響力。分裂的性格是很難圓滿的，它象徵的是二元性對立還原為一的過程，例如對立的思惟、善與惡、好與壞、黑與白、尊與卑、得與失等等二元的概念，只要心念仍為一方服務，創造力會因此受限，也容易因此失去自信如同行屍走肉一般活不出自我價值。

火型人天性中喜歡散播歡樂散播愛，遇到弱勢或需要協助的對象更是如此，但過度付出的結果，就是會成為無法拒絕別人要求的「濫好人」，為了符合好人的定義沒有底線滿足別人而委屈自己，不僅容易被有心人士利用善心，甚至為了維護自己的名聲而姑息養奸，沒有原則的寬容助長壞事發生；火型人的善是代表真實和完整，也具有「止惡」的能力，它來自於良心意識，透過自省改過遷善，火型人能啟發自己或別人對於新生活的嚮往，讓人認知到自己一直有機會可以過得更好，脫離過往的壓力和束縛重獲自由，無論過程是否艱困都會帶著希望向前行。

心的創造力可以超越靈魂設定的生命藍圖，在既定的地圖中展開新的生命的可能性，它也是一體的兩面，所謂歹命也會有好的契機和出路，好的命格也可能走出創造業力的人生，火型人的課題，在於自我達成和滿足別人期望之間如何保持平衡，並且活出自在而真實的人生，勿因覺得先滿足自己是自私的行為而有罪惡感，勿因滿足別人期望或為了別人而活卻壓抑自我。

木生火，生命藍圖承載了對人性的考驗和創造。

火生土，任何靈感與創造都會有落地實現的一天。

火剋金，完整自己即包容對立的思惟。

水剋火，生存有其現實條件制約，實現理想的前提是能夠自給自足。

火土人

長夏——夏至、小暑、大暑

先天性格篇（以國曆生辰來查詢自己的人生課題和屬性）

（夏季有再細分長夏，長夏跨越夏秋兩季，時程較短，若是生日座落在夏至、小暑、大暑的節氣，需同時參考火型人和火土人的內容。）

創造力根植於行動力，脾主土，土有運化、統整、轉化的意義，靈感沒有時間和空間的限制，然而要讓創造從無到有，就需要時間和先後順序的規劃來完成，土的力量在於，善於企劃與促成所需條件所展現的行動力，當行動力強的時候，很容易練成心想事成的能力，期望達成的意念愈是專注，力量愈強，時間也會縮短，倘若脾土的力量不足時，很容易做白日夢，或是多個目標卻都只進行一半就不了了之。火生土，當土的能量不足時，創造力會愈來愈小，成為小確幸，更甚者則是走順其自然的佛系生活。

火土人的人生是鮮明的，一是能澈底實踐理想的行動派，只要掌握好人生方向是很容易達成的；其次是喜歡談論理想，卻需要靠別人來完成而淪於空談；三是只想談論形而上的理論，或以宗教團體做為生活的重心來尋求安全感等。

神與神經的區別僅一線之隔，感受與情緒化亦然；感受性強的性格具有創造性，情緒化是反映出自身過度敏感脆弱、容易受傷且自憐；心氣強者有能力自我實現，心氣弱時很需要被支持與肯定。火土人對於自信心的培養，需要靠行動力來自我證明，火土人較容易出現的性格偏差是「眼高手低」，一方面熱衷帶動社會議題的風向而搏取關注，另一方面又沒有十足的耐性應對細節而輕易放棄；火土人最特別的力量是「心想事成」的能力，以內心的指引作為目標導向，再以行動力讓心願加快腳步實現，兩者的協調性缺一不可，一旦把火與土的能量運用自如的時候，火土人是天生具備成功氣運的狠角色。

脾在五行屬土，在長夏期間突顯了轉化的特性，在整個五行中，最能體現出因材施用的角色就是脾土，不僅善於謀略、心思細密，也有輔佐心臟整合資源、回收利用的能力；所以在生理上具有運化與統血、生血的功能，對於人體而言，它是後天之本，透過味覺（酵素）喜好來選擇自身所需的營養，再把各臟腑器官所需的營養透過血液輸送全身。

立秋是秋天的起始日，立秋和處暑兩個節氣仍在長夏範圍，若生辰在此區間，也同時參考土金人和金型人兩篇內容，在立秋到處暑的過程仍處於濕氣重、保有暑熱的特性，大約從白露開始，才漸漸能感受到秋高氣爽的氣氛。以性格來說，秋三月在個性特質上亦具有初秋、中秋、晚秋的性格特質，可供大家認識自己體質和性格的參考。

初秋（立秋、處暑）喜好做事有成就感。

中秋（白露、秋分）傾向保持距離以策人身安全。

晚秋（寒露、霜降）志在深藏不露韜光養晦。

土金人

長夏篇——立秋、處暑

先天性格篇（以國曆生辰來查詢自己的人生課題和屬性）

土金人的性格也具有心思細膩、善於邏輯思考的特質，也是優秀的輔佐角色，在君主身邊運籌帷幄、掌握局勢脈動，再給予諫言和整合資源，這對於脾胃而言是輕而易舉的能力。倘若掌權者沒有方向感時，土金人也會因此失去發揮所長的動力而頻繁轉換職場，土金人較常以結果論為導向的策略型，無論目的為何，其過程都希望能一手掌控，倘若不如預期的結果，對於事後檢討也容易具有批判性，受到金的影響，也有要求完美的性格，如果過度透支脾肺二臟之氣時，也很容易有慢性缺氧（主要病灶在肩頸部僵硬）和消化失調為主的疾病。

此外，土金人比火土人更重視事情的規劃、步驟、細節的要求，講求先後順序，一旦定案以後也很難修改，土金人習慣做事前計畫，這樣的掌控慾來自於安全感，對於突發情況無法立即反應並處理，或是在計畫中臨時有變數，都很容易累積壓力和誘發情緒，不僅僅在工作上，即使是生活或旅遊也是如此嚴謹，因為想掌握做一件事情會出現的各種可能性，所以家中或攜帶的隨身物品都會有為了應付可能的突發狀況而準備額外的物品，土金人很容易被莫非定律捉弄，很多時候因預期心理而帶的物品往往派不上用場，而在沒有準備的時候卻出現突發狀況等。家中或行李也常常有太多備而不用的物品而局限了生活的空間，也容易因「預期心理」放手採購和囤積，土金人需要學習的人生課題是「沒什麼大不了」的自在，凡事盡力而為，對於結果要順其自然，不把成敗當作人生唯一的目標。

火生土：靈感與創造支持實踐的動力。

土生金：真理需透過實踐而產生信念與力量。

木剋土：意志與行動力不足時容易被他人的氣氛左右。
土剋水：邏輯思考與面對問題不逃避能克服自身的不安全感。

金型人

秋三月——立秋、處暑、白露、秋分、寒露、霜降

先天性格篇（以國曆生辰來查詢自己的人生課題和屬性）

五行中的金，具有返照真理與純粹的特質，如同月球透過太陽的光來表現出光的本質，太陽的光無法直視，而月光是清亮可見的，它可以是陽光的分身，所以不若白晝的熱情，存在於夜晚反映清明與真知的智慧。夜晚見月，在黑暗中帶來光明與方向，月光從不詆毀黑暗，但卻在黑暗中能照看內心的清明，陽光或許能給人溫暖，然月亮的光明卻能照亮心燈，而不被黑暗蒙蔽，月光柔和無害，卻能直指內心，讓人面對黑暗而無懼黑暗，這是月亮清明的特性。

肺在五行屬金，氣是一切物質的源頭，從形體結構到散發出的氣場皆有氣作用其中，進入秋天，是氣機開始往下沉澱收斂的時期，氣若不降，則地會失去滋養（反映出的症狀以肌肉缺氧倦怠為主），就如晝夜交替一般，晝昇夜降，倘若生活作息不規律時，人體就容易有睡眠失調的症狀。

心如明鏡，能夠體現「純粹」的品質，倘若渴望自己具有某些特質卻達不到時，容易自我批判和否定，或是為了保有自己的獨特性不受干擾而遠離城市。此外，金型人也會表現出鮮明的特性：

一、如同傳教士般傳達返照內心的真理。

二、具備通曉事實的能力。

三、為世界帶來真善美與秩序為畢生目標。

如果達不到的時候會如何呢？具有批判性、憤世嫉俗、正義魔人、感到悲傷悲觀、厭世等，要讓金型人擁有安全感，最大的力量來自於對事物的掌握度，金型人很在乎一個人是否表裡一致，與偽君子比較起來，金型人更欣賞的是真小人的態度，更有可能因自己做不到真小人的言行而欣賞崇拜對方，或即使因此受到傷害也心甘情願。金型人嚮往追求真知和真理，也致力於讓自己達到心目中對於純粹的表現，金型人想要掌握的是超自然的能量，控制能量意謂著自己被能量認可，相對來說，金型人對於能量和磁場有天生的敏感，如果遇到氣氛不對的社交場所，或是磁場不合的人，都會下意識地避開，倘若自我保護的能力較弱的時候，也很容易因此在皮膚上出現搔癢或過敏症狀，為了減少干擾，某些金型人也會離群索居，或是與自己氣場相同的人互動，自成物以類聚的社交圈。

金型人對於生命的生滅是感到悲觀的，最大的批判是來自於批判自己，也不容許讓自己好過，某方面來說，金型人生命的意義是為了讓自己成為完美的人，因為不夠完美，所以覺得自己不值得擁有美好的人事物，如果擁有了也會不斷懷疑自己，這種不安全感很容易不容許自己快樂，所以反而能在困苦的生活中得到內心的平靜，是屬於透過「苦行和勞碌」而能感悟出真理的人生觀。

土生金，我思故我在，意念創造實相。

金生水，滅與重啟會創造新的生命可能性。

金剋木，了解此生為何而來，該往哪裡去，靜心是調肝最好的解藥。

火剋金，完整自己即包容對立的思惟。

水型人

冬三月——立冬、小雪、大雪、冬至、小寒、大寒

先天性格篇（以國曆生辰來查詢自己的人生課題和屬性）

總結水型人最大的特質，是「宿命、宿命、宿命」。

水型人的一切以宿命作為起手式而展開自己的一生，水屬陰性，是屬於被外在支配的屬性，水遇見熱，會成為蒸氣；遇見冷，會結成冰；遇見落差，則會流動。它的自我來自於自身的價值是否被別人所用而存在，相對於苦痛或磨難，水型人往往會視忍辱負重為自我鍛鍊的養分，是忍別人不能忍，苦別人不能苦，還能苦中作樂的狠角色。

狹義的關係中，是父母血親影響最深遠，這樣的影響有時在親人往生以後仍深烙在血液與做人處事上，要斷掉親人的價值觀已屬不易，有時在破碎家庭長大的水型人長大獨立以後，對於子女的要求反而會變本加厲的傳統或守舊，原因就在於堅信接受和承擔宿命的責任，才能鍛鍊心志的想法深植其中，並且會想要透過挑戰近於折磨的大Boss來自我證明，對於輕而易舉的挑戰反而感到興趣缺缺，工作如是，情感亦如是，透過征服也強化了自我認同；唯一反抗不了的，就是父母血緣的羈絆，有些水型人終其一生都為逃離血緣的綑綁而奮鬥，成也宿命，敗也是宿命。

要改變水是不容易的，讓它氣化的溫度需要夠高才能成為蒸氣，或要它固態結冰的溫度需要夠冷才能達成，水即使在不同形態的瓶子盛裝，它的本質也不會改變，看似隨和的個性，實則喜好挑戰極端，並享受自己變化後的結果，除此之外，如果沒有外界的刺激所帶來的靈感，它很難自行創造，所以也較容易對某些外在的物質有上癮的風險。水本身是儲存訊息的介質，一切的歷史訊息是已經不會改變的結果，所以水型人很重視經驗法則，或是崇拜已經成為經典的人事物，也願意追隨過來人的腳步和成就，許多看似前瞻型的水型人骨子裡是十分念舊的，這部分也和宿命情結和安全感有關，水型人渴望的安全感來自於普世價值觀的成就，走一條所有人都認同的路，也象徵著成功和地位也是被眾人景仰的意義，既然登高，也要更加緊鞏固好自己的地位和名聲，有時會為了守住自身的權利而改變遊戲規則，也因為如此，水型人很難真正把信任交託出去，即便是親人或另一半，甚至也無法信任自己。

因為被宿命綑綁，所以任何有改變處境的機會也毫不放過，許多水型人是為了想了解自己的人生而研究命理或玄學，進而走向探索真理的道路，遇到人生的抉擇時，也會透過求神問卜來決定，或是覺得自己命不好而改名或用其他方式改運，即使機會微乎甚微，也會懷抱希望和奇蹟逆轉人生。

「冥冥之中自有定數」，水型人天生具備了老靈魂的設定，所謂的「老」，指的是能輕易從過往歷史中吸取經驗的能力，所以很多能經得起時間考驗的智慧，往往成為水型人的座右銘與人生觀，對於世俗的成就只不過是水型人自我證明的結果，往往也因為取之容易而輕易歸零，甚至骨子裡喜歡從谷底翻身的挑戰，對待生命的態度是既放縱且嚴肅的。

金生水，滅與重啟（孟婆湯）會創造新的生命可能性。
水生木，宿命加緣分的結合，口語的說法是欠債或還債的關係。
水剋火，生存有其現實條件制約，實現理想的前提是能夠自給自足。
土剋水，邏輯思考能協助活在現實而非在夢想裡。

二十四節氣對情緒的影響

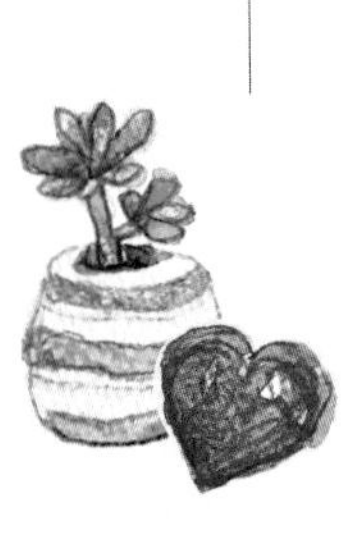

立春／情緒小提醒——立定志向、落地生根

腎氣是否充足，體現在膀胱經是否有抗外邪的能力，足太陽膀胱經具備如太陽般的陽氣能量，倘若氣不足時，容易在立春前後中風寒濕流感，情緒上容易優柔寡斷、意志不堅、對於周圍人事物的變化容易草木皆兵而感到恐慌，或被言語、傳言所惑，甚至寧可信鬼神、托夢、直覺等，不願求證事實的特徵。養膀胱經氣以熱敷脊柱為主，疏通氣道，讓腎氣、督脈能保護人體不被外邪侵犯（指風寒暑濕燥火等外感六邪），背部氣通則下肢輕盈靈活，輔助泡腳（艾草或海鹽皆可）效果更佳。

除舊布新也是新年期間的特色，新舊交替在期待好兆頭的加持下，新年初始的習俗信仰比其他節日更興盛，腎氣和肝氣對於立定目標方向和關係的擴展有直接影響，整個春三月是廣結善緣的時節，飲食恬淡、蔬食清心，神清氣明、自體發光；生命的底蘊養成以後，夏秋冬季皆能心安自在。

雨水／情緒小提醒——綻放自己、寵愛自己

春天好發以情感為主軸的憂鬱傾向，感情不順遂、渴望有伴者、親友逼婚者、宿命纏身者、時常感到孤單寂寞無法排解憂思悲苦者，很容易反應焦躁的情緒，心煩失意、失眠者可以煮桂圓水喝，能養心安神，減少多思氣鬱的情緒。肝氣在春天為旺相，若情志不能調達，或有志難伸時，很容易傷到肝氣，若要順應春氣，就宜養「生」，減少殺念，自然能長養肝氣。

孤單也是需要發洩的，心理衛生比起身體疾病更需要被照顧，春氣生發之際，遇到扎心的情人節，容易更加誘發自憐的情緒，這段時間更適合把自己打理得更好，把春節怒吃的熱量斷捨離，穿好穿美、萬紫千紅，去熱鬧的地方「走春」，有自信的人盡情展現自己的美感，無論有伴還是單身。

驚蟄／情緒小提醒——放鬆敏感的心、順著流走

春天是善變的季節，春相應風氣，變化也是風的特性，情緒上很容易受其影響，因機會很多而輕易決定，也因覺得苗頭不對而輕易放棄，春天的情緒很容易突顯「見風轉舵」的現象，對於環境變化的敏感，容易因情緒失調導致的皮膚過敏。

易感者在此時會強化了敏感的狀態，比如假想敵、被壓迫、被出賣、被欺騙等對外防禦的警報系統會更加靈敏，一旦啟動了就會草木皆兵、無法放鬆，處在一種壓力亢奮的狀態，這樣的亢奮容易失眠或淺眠，長期緊張的壓力也會出現腦神經衰弱（或歸類自律神經失調）的範疇，所以春天能夠保持身心放鬆是很重要的自我觀照，除了天地氣流的變化影響心理以外，廣結善緣、郊外踏青也可以作為春天重點保養的活動，此外，飲食清淡也能減少肝膽火旺的問題，對於身心平衡有很大的助力。

春分／情緒小提醒——改變不善變、身心皆自在

陰陽在自體維持平衡的時候是什麼樣態呢？想像一下走在鋼索上的人如何維持平衡感的情況，當環境在一個相對不平衡的時候，愈是偏向某一方，就會在這個階段被強行地「扶正」，或是會持續來回振盪的狀態，對於氣候失調時，這樣的振盪也會讓人體會「春天後母心」的善變。

平衡，對某些失調是難受的，體質或情緒失調有時對我們來說是一種相對平衡，比如習慣晚睡的人，作息在春分就會紊亂；濕氣重的體質，也有可能在這個節氣持續腹瀉或是濕疹加重；壓抑的情緒因陽氣的昇發而不想再忍等等。如果我們把這種相對平衡當作是疾病看待的話，可能會失去自我觀照的機會，不妨在這個階段重整自己的身心，以便準備好迎接陽氣愈來愈勃發的夏季。

我們渴望校準，在身心的平衡上，春分和秋分都會有情緒和體質的振盪期，有時並非外在刺激帶來的改變，而是期望的自己和真實的自己在互相拉扯的狀態，春分可以是期望改變的推手，秋分則是傾向自省的自我檢視，把「期望的自己」設定為目標來自我精進，即使在情緒的振盪期也會有激勵自信的能量；春分

也是機會蓬勃的時期，有機會也象徵變化是常態，愈能在變化中順應而為，心思也愈有彈性和協調性。

清明／情緒小提醒——對自我提升保持熱情

春季呼應肝臟的特性，肝臟的保養有氣的調達和血的滋養兩種，若氣和血有失調的時候，也會有情緒上的影響。對於肝氣而言，喜歡在大原則之間保持協調性，肝氣化火時，個性較急躁、沉不住氣、耐不住性子，也容易衝動誤事；溝通講求明確認知彼此的想法或訴求，而肝氣不和時，也會具有攻擊、批判，破壞關係平衡的強勢主導性，肝火旺時，也會波及心氣而會用語言攻擊或辱罵別人，心直口快之餘也產生更多人際關係的糾紛，得不償失。

對於肝血來說，血虛體質者容易有疑神疑鬼的狀態，血液是人體最珍貴的物質，肝血不足時，身體筋膜組織容易減少滋養而感到痠疼不適，也會因末梢缺氧時常感到頭暈眼花、無法專注的情況，清明時節倘若仍感到精神不濟無精打采的時候，對人生目標或是未來會感到失去熱情，甚則會被未來不一定會發生的事故影響而恐慌，或是堅信未來一定會發生不好的事而自暴自棄。

肝氣保養的方式，常食酸口味的料理，酸味可泄肝氣。

肝血保養的方式，常食枸杞、黃耆（各10g）煮水溫服，水量隨意，養血並增加體內含氧量。

穀雨／情緒小提醒——安全感來自於心是否穩定

春季的尾聲，對於情志的抒發就十分重要了，春天是重新檢視「感情」的季節，春主肝氣的調和，如果春季在情感上無法有所突破，或是過往的感情問題一直無法有共識時，肝氣鬱結的情緒很容易進犯脾胃而導致脾胃失調的現象，情志無法抒發加上脾胃多思慮的影響，容易往壞處思考而加重自暴自棄和控制慾的情緒。

女性相較男性，對於情感的安全感會更為在乎；單身男性容易在沒有對象出現恐慌或被親人期望的壓力下，反映出焦慮和逃避的心理，成為工作狂或過著與家人保持疏離的生活而影響身體健康，除了讓自己儘量不要「想太多」以外，有時間常到戶外踏青、曬太陽，讓壓抑的心情得以舒展。肝氣若想宣洩，可以常敲膽經；若火氣大出現乾眼症，則適合到山林間多看綠色植物，泡枸杞菊花茶清肝明目。

延續清明決斷人生方向的魄力之餘，倘若體內陽氣在此時仍未能提振起來，就會在穀雨感受濕氣沉重的無力感，這樣的無力感會出現力不從心、無能為力的情緒狀態。

在清明的自我期許以後，需要的是提振氣力去落實行動，脾虛者容易在此時推翻先前的目標，或自我設限，把困難放在目標之前而停滯，或是熱情來得快去的也快，無法堅持執行，在中途就意興闌珊，此時轉化的方向是保持專注面對問題，讓解決問題的成就感增強信心，當作自我期許的養分，就能改善停滯不前的困境，順利往下一個階段前進。

整個夏季到入秋的處暑仍然炎熱，故期間多了長夏的說法，這個觀察在中醫溫病學派中有較多的描述，長夏在五行對應著脾胃，也具有暑濕、暑溫、入秋後的伏暑等應時的疾病特徵，在此期間相應的個性特質也略有不同，可供大家認識自己體質和性格的參考。

立夏／情緒小提醒——「我」是一切的問題與解答

手少陽三焦經，連結三個能量中心，上焦（頭部與腦下垂體）、中焦（心臟和甲狀腺）、下焦（腎上腺與性腺）。三焦調節的是新陳代謝和環境變化的適應能力。情緒對於內分泌的影響是直接而即時的，例如原生個性壓抑容易讓女性經血量少或無排卵引起的不孕症，男性性慾下降有草食男或佛系青年的傾向，影響主要是腦下垂體的分泌。抑或是對於外在環境的聲音或氣氛十分敏感，促進脈搏次數，提高血壓和體溫以至於有頻尿或多汗、促進新陳代謝等，影響的是甲狀腺的分泌。腎上腺則是強心抗過敏的作用，激發它的主要情緒，來自於對於生存或地位感到威脅時的自我防衛能力，也是直接對抗壓力的盾牌。

情緒保養方向宜減少思慮、保持身心肌肉放鬆、透過深呼吸練習增加體內的含氧量，夏季需順應水分代謝，勿排斥流汗，流汗是血液淨化很關鍵的作用，若流汗汗味很重、會出疹或有毛囊發炎，建議喝魚腥草茶或絲瓜湯幫助清血，直到症狀改善為止。

若說穀雨的濕氣令人行動力不足，立夏的濕熱則令人胸悶氣短，情緒因氣機的變化，從煩悶轉化成煩躁，這樣的躁很容易因小小的誘因而引爆，或是為了抒發煩躁而藉題發揮、找茬生事，除了容易為小事抓狂以外，也會想引起別人關注而言行浮誇，當陽氣入夏，情緒會有向外擴張的傾向，實症是覺得自己很重要，想要得到自己期望的尊重而爭取權益，虛症是覺得自己的委屈需要被安慰，容易感情用事或情緒化，沉浸在自己的小劇場中無法自拔。

- 內心煩躁不得眠，可以喝茉莉花茶清心。
- 容易虛煩無法集中注意力且時常感到孤獨，可以喝玫瑰花茶安神。
- 「立夏期間宜看喜劇」單身者勿選愛情片，憤青勿選動作片，文青勿挑劇情片，好辯者勿看政論節目。
- 空間淨化，心煩者可以整理居家物品，該割捨的就丟棄或回收，眼不見為淨。

小滿／情緒小提醒——坐而言不如起而行

情緒的變化上較容易反映在煩躁或煩悶交替的現象，煩躁是實證，容易有上火和易怒、呼吸氣短或不得眠的困擾；煩悶較煩躁來說是相對虛證，容易表現出情緒壓抑悶燒，有口難言或思緒繁雜無法集中精神的困擾等。

煩躁者適合喝銀耳蓮子百合湯解暑清心退火，對於想要爭一口氣，或是急欲辯出輸贏的個性而言，會是改善發炎嘴破的選擇。煩悶者適合喝銀耳桂圓薏仁湯保固心脾，對於沒有方向感或是擔憂事與願違的執著而言，可以增強心氣接受真相的能力。

濕困脾胃時，入夏首選四神湯加糙米半杯，食用前加生薑絲和鹽調味即可，有濕祛濕。無濕時隨意加自己喜好的食材皆無妨；想要有除濕作用應避免加入多餘的食材，以免改變藥性。

芒種／情緒小提醒——肯定自己無須討好別人

芒種時期是心思外放的外顯期，心思外放時，容易對於外在的人事物、環境氣候、社會觀感和價值觀差異特別的敏銳和受影響，除了必須不斷的在人我關係中尋求平衡感以外，也包括自我價值的認定，倘若芒種期間無法感到自我認同，則容易想要討好別人，或是依存於多數人的價值觀生活而壓抑自我意識，此類型很容易感染傳染性的疾病，如流行性感冒、病毒感染等。

另一種則是透過表現慾來證明自我價值，三不五時發表時事見解，補風捉影地預言未來或事後諸葛等，需要透過群眾認同突顯自己與眾不同，若壓抑不表達，或是遇到價值觀的衝撞，很容易好發的是心血管為主的高血壓和內臟發炎的疾病。心脾氣虛常見的症狀是抒發流水帳而沒有重點，需要不斷解釋或證明自己的立場和觀點；肝肺不和常見的症狀是攻擊、鄙視或批判性的觀點為主要表現。

夏至／情緒小提醒——勿習慣服務他人而忘記服務自己

進入夏至的「長夏」，亦是脾土所主導的情緒狀態，脾氣本身具備廣集資訊資源的本能，若過度擴張則容易被外在的風吹草動所影響或干擾，在夏至期間出生的人也相應了這個節氣帶來的特質，不僅喜於觀察，也能在他人或自身的過往經驗中學習與成長，脾屬中土，是客觀觀照四面八方的角色，倘若無法達到客觀的態度，則容易產生執著（執念）而讓肌肉組織僵化（實症）或痿軟無力（虛症）。

與脾訊息體相應的經絡有足太陰脾經（軟弱）、手太陰肺經（悲傷）、足陽明胃經（擔憂），當脾氣虛的時候，會發展出控制慾、固執僵化的個性特徵，一方面固執己見，不甘被人左右，另一方面對於自身的困難卻也無力改善或解決，長期的思慮氣結則易耗傷心氣，容易把自身的失敗歸咎外在的處境，不想看清楚自己根源的問題，此時出生的體質易受情緒左右健康，不是過瘦（思慮過度鑽牛角尖）就是有水濕型肥胖（自我貶損），觀察指標就是以體型的變化來觀照自己的情緒狀態。

脾虛者，需重建自我定位與價值，請放下——

一、有人肯定我才會開心。

二、家裡沒有我會一團糟。

三、我只能靠子女或另一半才能活。

四、他們都這樣說。

五、親友痛苦所以我也不能讓自己好過。

小暑／情緒小提醒——勿被情緒主導自己的生活

進入盛夏，也是迎來長夏暑熱旺盛的時期，此時氣的變化以外放為主，有來自於自身志氣勃發的熱情，也有外在鼓動（需控制衝動型的理想）或有戲劇性轉折的變化影響自身的情緒。心氣強的體質會呼應盛夏的熱情而盡情展現自我，如果心氣較弱的時候，很容易有想要提振熱情卻後繼無力的沮喪感；情緒很容易呼應外在氣候的變化，或是話題輿論風向變化而影響自身的決定，可能自己有想達成的目標，會因親友不支持或是在群體中乏人關注而不了了之，現階段如果有任何目標，可先選擇較容易完成的部分來做，增強自身的成就感和續戰力。

在颱風好發的季節，它展現出的特性就是破壞、快速、power，讓原本壓抑的情緒在此時被誘發出來，成為顯性的能量影響周遭的人事物，情緒也可以像颱風一樣傷人傷己，不可不慎。

心對應肝的情緒提醒，是否渴望被看見而有令人側目的表現？
心對應脾的情緒提醒，是否為了討好別人而委屈自己、放棄原則？
心對應肺的情緒提醒，是否勉強別人接受自己認為正確的觀點？
心對應腎的情緒提醒，是否因沒有安全感而過度消費或自暴自棄？

大暑／情緒小提醒——勿貪圖一時爽快而承受遺憾的結果

大暑算是一年當中暑熱最盛的時期，是陽氣最亢盛的狀態，它呈現出來的特徵是來盛去衰，當陽的能量到達極端擴張的時候，有著善變、彰顯自我甚則帶有侵略的特性，以情緒的表現也會以此為觀察的重點。

陽亢在體質的表現上也反映出夏季暑熱的特點，流汗的部位偏在上半身頭面部，當汗流不止時，氣隨汗出則容易氣短乏力，甚則虛脫，此時宜替換乾的衣服和補充室溫水分，喝酸梅汁、檸檬水或洛神花汁都有斂氣斂汗的效果。另一種則是因天熱在冷房的環境中，原本體內要外發的陽氣，積聚於皮膚腠理之間無法釋放而形成濕疹或風疹，改善的方向宜除濕發汗，物理療法的泡腳是不錯的選擇。

情緒上以心、腎、小腸、膀胱等經絡失調為主。

職場方面：渴望被肯定或被重用而說謊（心）、沒有方向感的隨意投資而花費不貲（小腸）、害怕承擔責任而找多人參與（腎）、習慣規劃大餅但執行能力稀薄等（膀胱）。

感情方面：得失心強，有強大的控制慾（心）、執著在自己設定的價值觀（例如高學歷、年齡、有錢人等）而所遇非人（小腸）、擔心關係生變，沒有安全感而被對方予取予求（腎）、缺乏責任感，敷衍，容易在關係中藕斷絲連（膀胱）。

立秋／情緒小提醒——追求真相、減少批判

隨著立秋來臨，原本暑濕挾悶熱的氣候也會漸漸地變成乾濕分離的現象，或許在長夏季節的過程中，我們仍熱衷於整體公眾時事的關注與討論，一旦進入立秋以後，無論是期待事件發展，或是對於階段性任務已經要驗收成果，多少都會帶著檢視與監督的態度來做出結論，原本不表態或是不明確的動機也會愈來愈清晰，這一切的變化來自於我們已經不再只看自己想看的部分，而是願意接納人事物全部的面向來做最後的判斷指標。

情緒的失調有兩大方向參考：

一、對於自身或外在人事物的不完美充滿批判與質疑者，很容易有睡眠失調的困擾，白天或許感到對世界充滿期望與感激，夜晚來臨時突然的沮喪厭世加否定。

可常吃白色食材，如山藥、百合、蓮子、豆腐、西洋蔘、金針菇、銀耳等滋潤補氣養肺。

二、對於人事物的不完美本著矯正偏差的精神來推廣正念，很容易有皮膚過敏或上呼吸道感染發炎的困擾，一方面用正面積極的態度與人為善，另一方面無法真正改變現狀而感到焦慮，容易感到跟這個世界格格不入。

可常吃的料理：小米粥（接地氣）、蓮子銀耳湯。

處暑／情緒小提醒——先滿足自己的需求、可遠離自憐情緒

處暑意指暑氣就此停止的起始日，即使如此，暑濕離開仍有餘溫，與秋天的燥氣相應時，外感六邪中的燥邪與暑熱結合形成了「溫燥」的氣候型態，深秋後的燥邪會相應冬氣而形成「涼燥」，影響體質的部位和症狀也會不盡相同。

初秋的溫燥好發與上呼吸道的感染和上火，燥邪傷肺，肺失滋潤，會表現在皮膚、氣管、粘膜組織、腸道失去滋養，而有惡風直吹、頭暈悶痛、少汗或皮膚乾癢有細紋、咽乾鼻燥、乾咳少痰或有血絲、口渴舌乾、大便乾硬等症狀，秋燥也是痔瘡好發期，多選擇膠質類的食材幫助體內保濕。

膠質食物（絲瓜、地瓜葉、紅鳳菜、皇宮菜、山藥、秋葵、川七、菇蕈類等）。

溫燥所誘發的情緒是悲憤夾雜的狀態，燥氣如同火焰上隨風晃動的火苗，容易受外在訊息影響而觸動；以情緒表現而言，容易心浮氣躁、煩躁、焦躁、急躁不耐煩、語言表現為流水帳式的嘮叨而沒有重點，純粹是情緒抒發；個性較自我傲驕的人，則容易在此時有口舌之爭，無法聽取建議或不同的意見，甚則因被批評以後出現自憐自哀、被迫害情結上身的模式；容易有被誘發的情緒，源自於平日個性壓抑不擅與人溝通協調，或時常以自己的概念去定義人事物，而忽略客觀事實的陳述，既固執死板又不知變通。

白露／情緒小提醒——正是時候斷捨離不必要的人際關係

進入白露，氣溫已有明顯轉涼的趨勢，從白晝已明顯縮短的變化來觀察，也呼應著秋天「養收」也在持續進行著。所謂養收，是把好的保留、收納，需要排除的就會被代謝或拒絕進入體內，所以這個節氣也有讓自己重新整理、去蕪存菁的特性；例如舊疾未癒或是有疾病潛伏在體內時，就很容易啟動免疫系統加速殺滅排毒，或是誤食不潔的飲食也會很快的排出代謝，這個階段也是讓舊疾斷根最好的時機，請好好把握治療時機。

情緒的變化也是如此，相對於春季的養「生」，夏季的養「氣」，秋季養「收」的情緒調理也會以排毒為主，平日壓抑或息事寧人的態度，到了秋天就比較容易清算總帳，走務實路線；秋天的燥性會共鳴體內煩躁、急躁之火氣，容易不耐煩、心直口快、一針見血的不太想再逢迎給人面子或台階，壓抑已久的人，這個時節的情緒也特別容易被挑起而直接反應，所以想要讓自己能抒發的話，可以用唱歌來釋放身心的壓力；如果秋天仍然讓自己極度壓抑，會有躁鬱、憂鬱、悲觀、厭世的心情，而容易把自己陷入絕境，所以在能夠釋放情緒之餘，盡可能的在過程中認識自己真正的需求，或許是關係、價值觀、自我實現需要被理解等等，找到自己的緩衝期，待準備好了，時機對了的時候重新出發，這就是養好底氣最重要的意義。入秋後大自然風景日漸蕭索，想要抒發心情較建議到熱鬧的處所，陰鬱又下雨的天氣會加重心情的煩悶而厭世。

秋分／情緒小提醒——認識自己的期望、不被旁人思想意念左右

以往不想面對或不想看得太清楚的事情真相，現在就是不得不面對與正視的時刻了。能夠面對與承受事實真相的人，心氣是強大的，也表示自身是表裡如一的狀態。

面對真相的能力，在於我們對自己認識有多深，看得見自己可以接受的挑戰，也接受生命中的局限性，能夠承認不足之處而不自卑，或是接受大環境變化所帶來的歷練，在光明與陰影、神性與人性之間，取得彼此支持共存的平衡感，不卑不亢，保持中道的心境，是春分和秋分帶來的啟示。與春分不同之處在於，秋分是走向內斂自省的過程，而春分是走向繼往開來的氣象。

關於人

過往即便不喜歡但會迎合的人際關係，現在已經到了下決心處理自身情緒的時候了，不再想浪費時間應付了事，也不想參與乏善可陳的社交，我們可能會因「回不去了」而傷感幾分鐘，熬得過去那幾分鐘，或許內在的自由就解放了。

關於機緣

曾經在乎且執著發展結果的機會，對於現在而言已經不重要了，它或許曾是讓我們功成名就、志得意滿的助力，若提得起，卻無法灑脫放下的話，它也會成為未來發展的絆腳石，禁得起變化的心，才有力量保持柔軟不憤世嫉俗。

關於物

與物質的緣分，在於它在剛好的時間成為輔助的工具，當工具成為空間的負擔時，也會產生氣與運的變化和影響，用善意感謝它帶來的幫助，往後也讓物質能流向它能發揮所長的地方，便是最美的祝福。物質容易被意念投射，有時睹物思人，令人感傷或不捨，它有著讓人活在過往、守舊、無法開展生命的風險，相對物欲較小的人，也不容易活在過去和自我束縛。

寒露／情緒小提醒——勿預設立場助長得失心

中秋以後，天氣明顯轉變成涼燥型態，燥氣傷陽傷津，反應在上焦心肺功能的火氣和乾燥症，也容易因外燥誘發煩躁、急躁等情緒變化；入夜後晝夜溫差變大，寒意則容易傷下肢筋骨，引起屈伸不靈活的筋骨痹症，寒氣愈盛，愈好發關節發炎（腳踝、足跟、膝蓋、髖關節等），情緒也容易表現出對於物質、金錢調動的不安全感，倘若家中主要工作者的財源不穩定，愈會嗜鹹口味的飲食，或是靠大吃大喝來抒發工作和情緒壓力。

此時是開始計畫新年度展望的時刻，也是入冬前進補的時機，此時物質資源的盈虧會決定來年的資本，情緒起伏也是此時最容易受物質的變化而影響，影響小則繼續走保守（守舊）路線，影響大則動搖本金，或者受制於家庭成員需要金援而無法存錢（有餘），強化了物質匱乏的恐懼。

恐懼容易逃避現實不想面對，容易在飲食上出現菸酒的依賴，或是容易尋求快速致富之道而受騙，過度樂觀相信機運以及過度悲觀的失敗主義，是寒露帶來的情緒課題，唯有保持內心清明較能安度情緒激盪（或情緒排毒）的過程。

霜降／情緒小提醒——自我肯定強化免疫系統

深秋交接冬氣的霜降，情緒容易因大環境斂氣的特性，從對外的批判，轉化為對自己的反思，於功於過，都會重新建立自我價值觀與人生觀，肺氣足時，會展現魄力，對於損己之習慣、行為、思想會斷捨離，對於利己之特質會強化而明晰；霜降正是到了自我覺察生命意義與反思的時刻，也影響來年春生，在進入冬天以後沉澱自我的準備期。

氣足是魄力，氣失調則是自我批判。若是有追求完美極致的習性時，會更容易自我否定，對於未來預期不符合自己期望的成就感時，即使事實未必如此，也容易因此懷憂喪志、一蹶不振，嚴重者有一死了之的逃避傾向，肺氣失調者也很壓抑自我，容易好發自體免疫攻擊的疾病，或是長期淺眠易醒的睡眠失調，出現神經衰弱等免疫失調的症狀。

肺氣虛時，情緒容易受到外在人事物的影響而易感，即使是跟自己無關的人事物，也會受到干擾，倘若無法自我保護，遠離干擾，很容易有鼻涕倒流、鼻過敏、反覆感冒、皮膚疾病（異位性皮膚炎）、慢性咽喉炎等疾病纏身；人體的皮膚和氣管是第一道防線，外在的訊息一旦誘發相應經絡系統的情緒，就很容易出現身體的過敏反應。肺氣虛在年幼且心性內向沉默的孩童較多，因情緒壓抑而生病，大多是受父母或是家庭氣氛的影響，倘若照顧者有意識地覺察到自身情緒帶給孩子的影響，某方面來說，孩子身體好壞，取決於照顧者情緒是否穩定能帶給孩子安全感，自己要先好，孩子的身體自然就會好。

立冬／情緒小提醒——接受物質的滋養，這是你應得的

接續秋收，整個冬季是收斂、收藏的氣的變化，氣的封藏，在有下雪的地區會更加明顯，冰封時節，外寒內熱，在溫帶地區會吃冷食（如泡菜、涼拌、發酵製品等），一方面促進消化吸收，另方面平衡臟腑溫度（註：這裡的外寒內熱是指生理體質）。

在亞熱帶地區溫差較不明顯，氣的斂藏較容易反應在情緒的變化，東方以儲蓄為豐盛的象徵，觸動情緒是以物質盈虧為重點，物質是否充盈取決於內心的安全感，而非物質的多少，所以即使年收入百萬以上也有可能因對於物質沒有安全

感而恐慌；如果能把死守財富轉換思惟，透過財富的增加視為自我實現的挑戰，讓腎氣的志向透過實現物質成就得以展現，心智必定會顯出年輕從容的樣貌。

身體的財富是腎精，腎精藏而不瀉，是冬藏的奧義，慢性內臟發炎、陰虛內熱也是體現腎精不足象徵，在情志不調上，恐慌與匱乏、失去變通能力與害怕面對變化和挑戰，對應的是腎的情志課題，比如渴望生活穩定而在關係中委屈求全、為鞏固地位或權勢而付出肉體或交換利益、利用子女取得金錢等等，腎氣為生存而生，也會因為達目的不擇手段而自損；情志的補腎箴言：「物質的豐盛來自於自我價值的肯定」，需要眾人支持而貶抑自我價值、求認同求支持、視生財為罪惡而道貌岸然等等的行為，均是內損腎氣的外顯。

小雪／情緒小提醒——呼吸是活著最大的意義

對於飽受憂鬱情緒之苦的人，在中醫內傷七情的觀點上，影響範圍牽連多臟，主要症型有：

一、肝肺不和引起的情緒失調。

人際關係無法保持平衡而出現失眠、焦慮、逃避造成困擾的對象，身體承受壓力出現脇下悶痛或脹痛、夜間咳嗽、心煩徹夜不眠的症狀。

每天喝一杯茉莉蜜茶，可以幫助情緒穩定，茉莉花溫性有安神作用，對於壓抑氣鬱的情緒有抒緩排解的效果。

二、脾肺氣虛引起的情緒失調。

平時性格多思多慮，耗傷脾臟氣血，脾為肺之母，脾氣虛無法化生氣血，肺失去滋養，主要特徵是面色氣血失養、精神不濟、畏光、神疲乏力、容易有悲觀厭世的想法，對於外在的正面支持與鼓勵多抱持負面結論。容易有厭食、便祕等症狀。

四神湯能做為常態湯品，具有健脾開胃的作用，脾氣養足了，對於肺氣的補充也會有加成的效果，四神湯選用的食材可多用白色食材，如馬鈴薯、山藥、牛蒡、糯玉米等補氣食材，增加食慾和風味。

三、心肺氣虛引起的情緒失調。

操煩旁人事物而內傷勞倦所致，或渴望被人認同而承擔超過能力範圍的責任，出現心悸、心煩胸悶而喘、面色晃白、兩頰浮腫、唇色紫暗，情緒起伏時容易呼吸急促出現缺氧的症狀。

素體缺氧而出現的氣虛乏力的症狀，可以用丹蔘泡水補充身體缺氧的症狀，中藥房選購丹蔘片時，每次用量五片即可，沖熱水當開水飲用，幫助改善缺氧的症狀。

以心因性為主的問題，在情緒上儘量勿鑽牛角尖，用藥或飲食是針對內臟氣血失調為主的方向進行調整，而非依賴藥物或食物的前提使用，在自我調適的過程中協助當事人能順利走出情緒憂谷。

大雪／情緒小提醒——獨處、照見自己的心燈

五行中「水」主腎，在大雪節氣裡水凝結冰的狀態，萬物靜止、停滯，對於

情緒的影響，則來自於宿命以及價值觀的執著或執念所帶來的頑固習性。

宿命多來自於被委以重任或被託付而不得不接受的狀態，比如家族身為長子長媳的責任、單親家長照顧子女、教師兼負起安親的責任等，冬季出生者天生帶有宿命的天性，好處是即便遭遇困境也能夠很快接受現況，倘若是承受至親或所愛之人身心傷害時，容易認知是自己不好而無法自我療傷，困在自卑感和渴望透過討好別人來得到認同。

宿命論者需要能夠學習為自己而活。

執著在價值觀的情況，在於容易以簡單的二分法來評論人事物，陷入表象而不在乎背後真實的因果關係，「三觀病」指的是道貌岸然的表現，像是正義魔人以正義之名行審判之實，或以宗教信仰之名殺戮鏟除異己等。生活中不乏一種自認有理卻到處要別人評理的人，就是內心只能透過價值觀正確來自我肯定，以傳教士的情懷到處說教，個性也相對嚴肅守舊，缺乏對於生命的包容性與幽默感，不但活得辛苦，也很容易與人抬槓而很難感到快樂。

道德綁架者需要能學習獨處。

冬至／情緒小提醒——避免為了排解情緒而上癮

延續著跟水的能量有關的情緒反應，溫度愈下降，水會轉化成冰霜的狀態，固態的水象徵著價值觀的維護，小則維護家族的規矩，大則固守國家社會、意識型態、種族生命延續等等的議題，會在春天到來之前形成一股力量，影響來年春天的走向。

它是我們開始立定志向與發展的關鍵期，也是與傳統道德、社會輿論或發展風向影響最盛的時期。想發展自我價值與遵循前人指導之間，如果無法協調與達成共識的時候，助力有時會成為阻力，彼此之間形同冰塊一般各持己見互不相讓，最後破局的局面。

與五行水元素相應的是腎臟，它反映著物質的安全感以及穩定的特性，與物質有關的腎氣失調容易擔心變化，它不一定跟年齡有關，腎氣較虛者本身以物質追求為生命導向，其特徵是購買和囤積，失去品味生活的樂趣；倘若是對於情感沒有安全感，是心與腎二臟氣虛的特徵，透過突顯自己的與眾不同或是不斷需要另一半確認自己值得被愛，情感上容易大起大落，無法自得其樂，心腎不交者也易受失眠所苦，多夢且易驚醒，日常生活也容易惴惴不安，除了需要有人陪伴以外，也容易在物質需求上代償內心的不安全感。

小寒／情緒小提醒——外表多冷，氣就多火、勿當悶燒鍋

小寒對應的生理體質是外寒內熱，在情緒的連結上，也比較容易有生悶氣的特徵，習慣不把話講明的個性，在這個節令也會相應生理體質的寒熱失調，除了生悶氣以外，對於人際關係也採取冷戰、冷處理、不妥協不示弱的性格，習慣生悶氣者，很需要旁人覺察並協助找到抒發情緒的出口，或是轉移情緒，讓當事人有下台階的機會，相對來說，生悶氣其實內心渴望的是被同理和被尊重的感受，但有時受到委屈卻不表達，凡事希望別人多一份體貼，某方面而言也是比較情緒化的個性，畢竟在忙碌的人際互動中，很少有人能夠花較多的時間去理解另一個

人的心思與思想模式，所以敏感又心細者也很容易在人際關係的維持上感到負擔和壓力，最後不得不以沉默來表達自我，這其實是有點可惜的。

心思敏感細膩者善於補捉旁人的心情變化，也會是很好的傾聽者，不要勉強自己參與大型社交聚會，這容易快速感到疲勞而爆發情緒，而小眾聚會反而能同氣相投，可以透過心意相通而釋放身心壓力，不妨往自己喜歡的社交模式經營人際關係。

大寒／情緒小提醒——顧好睡眠、遠離壓力

情緒上以肝、肺二氣協調為主，進入大寒時，睡眠時間會開始縮短，有些人會出現類似調時差而晝夜顛倒的反應，意謂著膽氣受肝臟的影響而開始蘊釀生發的現象；倘若持續過勞者，在大寒很容易有虛勞誘發的虛火，白天容易疲累無力，而入夜後陽亢不得眠，倘若已經出現類似症狀時，無論症狀輕重，建議先就醫改善睡眠問題，大寒後即將開春，倘若在開春前無法調適陽氣收斂，入春後只要患病，都很容易傷本，或反覆無法治癒而成為慢性疾病。

冬季最後一個節氣「大寒」，也是迎向黎明前的黑暗時刻，「壓力」是這個節氣主要的課題。

如何觀察壓力很大？這個無法自己用感覺來看待，身體的壓力指標，可以觀察我們牙根咬的多緊的程度來判斷。咬緊牙根，臉部的肌肉緊繃，連接著頸部兩側的經絡和血液供氧的輸送，當我們感覺頸部僵硬的時候，其實牙根已經是長期緊咬的狀態，若能時常提醒自己口腔放鬆，保持上下排牙齒不接觸，舌抵上顎，就能觀察兩頰肌肉放鬆是什麼感覺。咬緊牙關可以對應什麼壓力？

一是胃經，承受的壓力來自於「控制慾」，或是事情是否符合目標和期待，如果沒有，也容易反應在胃食道逆流、前額痛、牙周病、習慣磨牙等症狀。

二是腎臟，腎主骨，對應的壓力來自於物質匱乏的不安、對於物質的不滿足等，牙齒不堅、薄且脆，無法磨碎食物，若牙根不穩裸露，牙齦萎縮，是脾胃和腎同時失調的身心症狀。

三是肝氣犯胃，針對人際關係所引起的壓抑型壓力，諸如長輩、上司、另一半所帶來的壓力，若同時伴隨自我要求，肝和胃也都會同時受到影響，也容易有偏頭痛、前額痛、肩頸僵硬、睡眠失調等氣鬱的症狀。

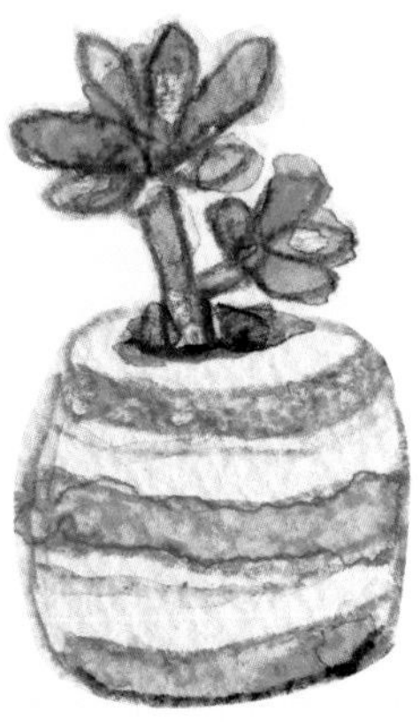

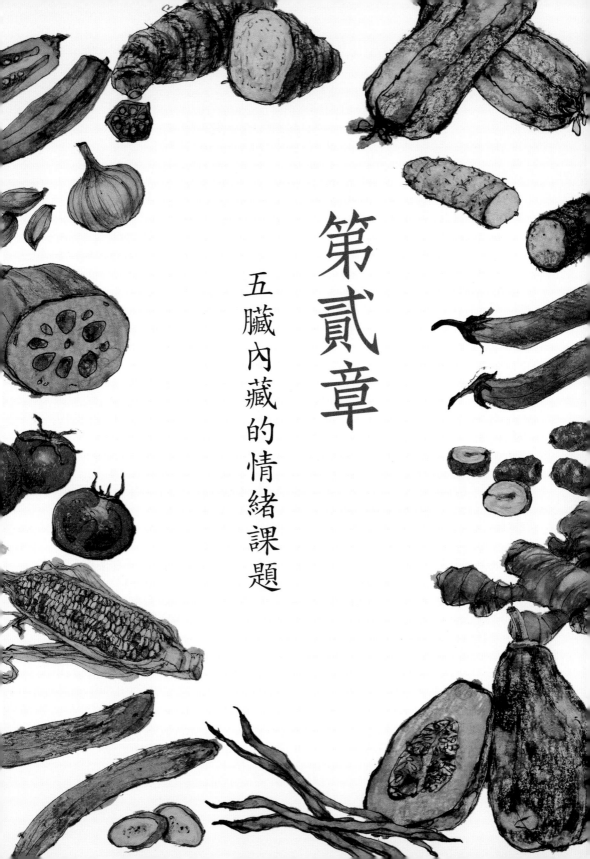

第貳章

五臟內藏的情緒課題

認識五行的能量表現，對於掌握情緒變化有實質的意義

由「生」到「成」，需要透過時間來蘊釀，能量在聚合成物質是有規律的運動方式，「水曰潤下」，能量是向下延展滋潤的狀態，透過溫度的變化而轉化成蒸氣、冰；透過水向下的能量，帶動了火的能量。「火曰炎上」，它呈現出的是向上向外放射狀的能量展現，天與地開啟了上與下的對流。「木曰曲直」，木的能量包容了水與火，發展出風之氣，具備向上向外的擴展能力，也具備了向下扎根保水的特質，木也是所有能量型態中呈完美協調自己屈伸彈性與張力的展現；「金曰從革」，金的特性是同類相求、相應，透過凝聚、收斂與共振共鳴，成為純粹的物質型態。在木擴張能量之後，出現了收縮的能量，與水和火之間上下對流的能量互相呼應；「土曰稼穡」，土具備包容所有物質實體的轉化，包含生與滅，結束與開始之前的氤氳期或催化劑。

五行能量的轉化除了能夠了解情緒變化的規律，也可以觀察到發生的原因與轉化方向，例如憤怒的情緒會讓氣向上發展，驚恐的情緒容易讓氣向下發展，思

慮容易引起氣機停滯所造成鬱結的現象等等，這樣的觀察對於情志調理上就有很大的參考意義。

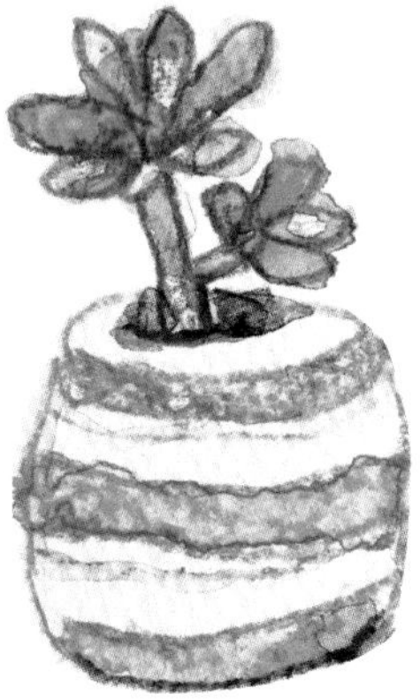

木的特質對應肝——覺得自己或別人「不夠好」

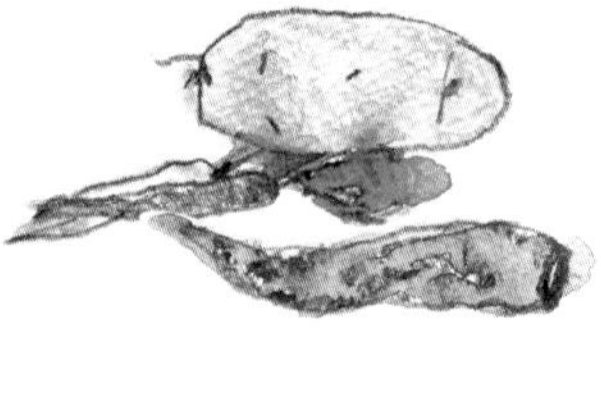

木元素——生命共同體

種子生根於土，根往下，莖葉往上，莖是將土壤中的養分輸送向上的管道，輸送精微物質，滋養莖葉與保濕，葉具備了光合作用的能力，將植物需要代謝的氧排出，吸收自然界的二氧化碳，葉子與光和空氣作用，接收的是天的氣，根部與土地相連，接收的是地的氣；四季交替，風水消長，形成各具特色屬性的植物型態，無論是溫度與濕度有何種變化，就會出現相應能夠生存的植物，它表現出每一種植物在環境中各取所需、共生互榮的特性，這樣的特性也被醫家所用，讓植物的偏性作用於人體，這就是食與藥的治療作用。

木的養分吸收和代謝來自於土和光

木包含了根、莖、葉、花、果、皮等元素，這些元素是木衍生出來的形象，具有木的特性，也是木的一部分。木扎根於土壤中，在幼苗定植於土壤的第一天晚上，它需要先生根，站穩腳步，然後才能透過發展的根，吸收土壤中的水分與養分。脾主土，當土壤環境不利於植物生根時，有可能濕度太高，土質偏黏不透氣，而出現爛根，或發育延遲的情況，這在肝脾失調中能得到印證，如果肝臟血量不足，需要透過脾土來供應養分，當脾氣虛時，濕氣重，對於營養吸收也會有直接的影響，土壤濕度高、黏性高的時候，就需要先養土，透過良好的土壤狀態才能照顧植物，對於肝脾之間的保養也是比照辦理。

樹木會供應結果期的養分，把最精華的養分滋養在果實中，果實對應著女性的子宮，花對應的是男性的精子。木是溫暖而有彈性的，倘若遭遇環境的變化，多風、多雨、少陽光、溫度不穩定等，就會出現落花落果、葉子凋零、根部腐爛、樹幹崩斷、果實畸形等。

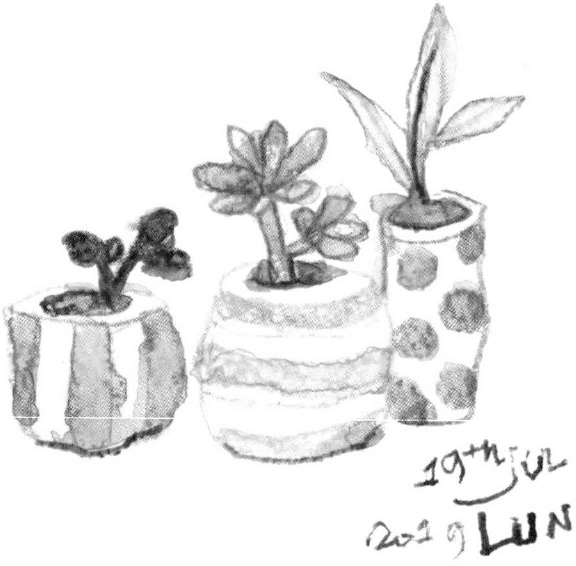

木有儲存和凝聚光的頻率的特性

植物將光分子折射出相應的色素，儲存在植物本體上，在自然界綻放出繽紛的色彩頻率，光分子折射的層次以彩虹對應在人體時，也會依頻率共鳴的位置，對人體產生作用，我們透過視覺被身體所需的色彩頻率吸引，包含氣味的刺激，來選擇身體需要的食材，由上而下是頭頸肩、心肺（紅橙）、脾胃（黃）、肝膽（綠）、腎、膀胱（藍靛紫）等，果實的顏色和氣味也具備這樣的特性。像老人家容易偏好暗紅色或深色的料理，暗色有對應腎臟的關連，而孩童則喜歡顏色光鮮的紅橙黃色的食材，不喜深紫色的茄子，這是身體在感官上用本能選擇食材的方式，失去顏色點綴的餐點，也會失去跟顏色連結的頻率，植物把光保留在本體上，攝取鮮豔的料理，也是吃進了光的頻率，盲人少了透過眼睛直接的攝取，所以只能透過進食或日曬來補充，大部分的人有更多的方式接收色彩的頻率。植物接受光的能量，是光的濾鏡，過濾出多彩顏色，並儲存於植物細胞中，透過攝取不同顏色的食材，可以滋養人體全身，光本是白色，有很多植物的根莖就是白色，象徵著具有補氣和攝取完整光的頻率的作用。

光來自於地球以外的太陽，只有木（植物界）能夠用光合作用接收轉化這個能量，萬物再透過植物來吸收顏色頻率，所以木也是將精神意識（肝藏魂會介紹）跟有形物質（肉體層次）連結的觸媒；木的能量扎根生命本源，透過因緣媒合以後，形成每一個新的有形生命任其自由發展，這也是古人從木與魂之間找到的相通性得出天地人的關係。

木能藉助風的能量傳遞訊息

樹大招風，木很容易跟風氣相應，風有訊息傳遞的特性，它具有即時性、流行性、結合再轉化的能力，若是激發風的能力時，在音樂、溝通表達、傳播等會有強大的直覺性與接收性，相反的，如果對於他人評價或普世價值觀十分敏感時，也很容易被其影響；在情緒的表現上，大部分的原因是外在的人事物，包含親人所誘發的情緒反應，其中又以人際互動障礙的失調為肝臟情緒失調的主軸。

從何而來？往何處去？

「人為何而來？關係到累世與其他生命結緣的深度，能從輪迴中解脫又來者，是乘願而來；還在輪迴中的靈魂，承載著累世的記憶與生命開始後的記憶，而輪迴又跟結緣關係密切。」

木的特性體現靈魂生生不息的本質，即便經歷了冬季寂寥，枯木逢春時仍舊欣欣向榮，土壤上的枝葉變化，無礙土壤下盤根錯節的纏繞，它也象徵著因果循環不息，無終無始的輪迴；人的生命在木氣的運作中也會延續，生命的根與靈魂之間最大的關鍵來自於「緣分」，人生在世不斷地與這個世界結緣，無邊無際的擴張是木的本質，木象徵著生命沒有所謂真正的死亡，一切皆是生命以不同的形態呈現的結果。

輪迴，是生命的意願，能夠讓這個意願成真的，是與這個世界結緣而來，有些人這輩子與他人的因緣不足，即使投生了也容易回到來處，也有些人是帶著深刻的緣分，緣分愈深的，愈會成為家庭的結構，血源的關係是牽連一輩子的，即使遭逢變故，血緣的羈絆仍會有其影響力，我們藉由不同的父母投生而來，才有機會來到這個世界體驗，當與親人的牽絆較深的時候，有可能是靈魂彼此相約而來，為了共同的計畫來互相成就，無論扮演的角色是善還是惡，靈魂都會提醒我們要認識自己的本質，無論此生想體驗任何事，都是化緣，也都在結緣。體驗愛也好、認同也好、尊重也好，都還在關係中不曾解套。生命藍圖是顯示自己靈魂在這輩子能否被最大化的呈現而設計的，倘若靈魂無法在這一世過程中提升或完整的表達它自己的時候，我們會有意願再次重新體驗，直到讓自己的體驗圓滿為止。

道家提出三魂（胎光、爽靈、幽精），在正向的能量發展上，是屬於獨當一面、活出自我天賦特質，生命不僅僅只有一世，更大的祝福是學習超越了關係與緣分的執著，把對外連結的能量發展在對自己的愛時，我們就會有機會窺見生命的本質，一切的選擇跟自身的意願有關，它就是我們能決定自己是否要選擇再次輪迴的鑰匙。三魂之中，包含了前世積累的天賦才能，每個人投生時都會具備了不同類型的天賦才華，特質上有創造力、靈感、第六感、直覺、色彩敏感度、守護、梗直、決斷、偏向陽剛的氣質等等，將相特質的人不太看重金錢或物質，但若物質能讓自己的能力或成就錦上添花的時候，也會因此投入職場，喜歡從事與人際互動有關的職業，打造屬於自己的事業版圖。

大多數肝臟人格特質，就是工作能力很強、不輕易求助他人、具有獨當一面的主管或老闆特質，肝本身就是將相之材，而肝臟人格也是，會以目標導向，當然也會不斷自我要求，只為了以能力服人。靈魂透過輪迴不斷重複地體驗生命的消長，也不斷地重新結新的緣分，在身體的疾病容易表現在遺傳性；輪迴也包括與人締結的合約與承諾，甚至是許願。在還未受胎之前，就具有輪迴與儲存累世記憶特質的能力，相對而言，也會帶來前世某些習性與印記（例如胎記），它存在於每一顆細胞中的記憶體，包含生命的起源，也會在肉體消亡之後，汲取累積的緣分促成下一世的生命藍圖。

「靈魂」，是帶著覺知的意識。無形能量的形態與五行之木相應，在肉身中藏於肝臟，突顯陽性能量；肝藏血，血液是人體中不可或缺的載體，血液生成，不僅僅是氧與養分的輸送，它的基因來源於父母血型的整合，也會接收來自於父母情緒的共振頻率。許多父親或母親的情緒反應，即使孩子長年離家，也會透過血源的共鳴特性影響而產生看似遺傳性的疾病，且多發生在肝臟或血液或子宮有關的疾病上。當有類似的疾病確診時，就不可避免地要了解原生家庭的生活模式是否有直接或間接的影響。人一輩子很容易感到無能為力的對象多來自於父母，尤其是父母本身的關係不夠好的時候，或是父母需要承受來自更高輩分長者的壓力時，孩子在過程中也會把這樣的印記留存在血液裡，一旦自己的生命遭遇同樣的情境時，就容易誘發在與肝臟有關的疾病；雖然如此，肝臟也是再生能力最強的器官，這個生命能量也是與魂「生生不息」的能力有關。

從人我關係中看見自己的獨特

道德觀、價值觀、戒律，都是主觀的概念，常遇到修行的人抱怨自己的另一半內在等級和文化層次很低，或是無法忍受而將另一半或親友預設成假想敵，很多人活在概念的框架上，也用這些框架攻擊別人；對我來說，自我要求才是檢視

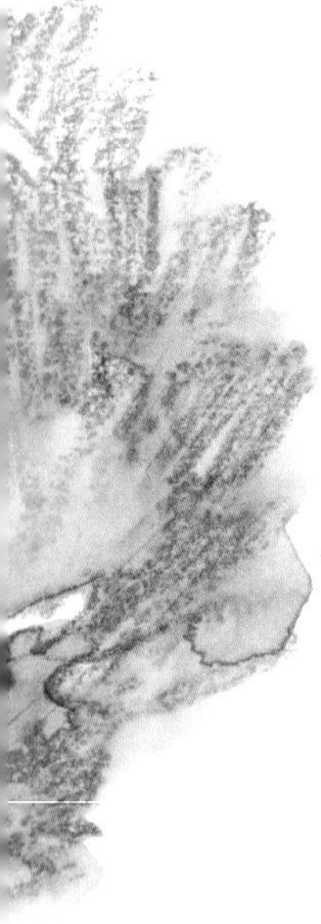

木的能量形態：屈伸有彈性
木的訊息能力：傳播、連結天地之間的橋梁
木的生命象徵：因緣，生命循環不息

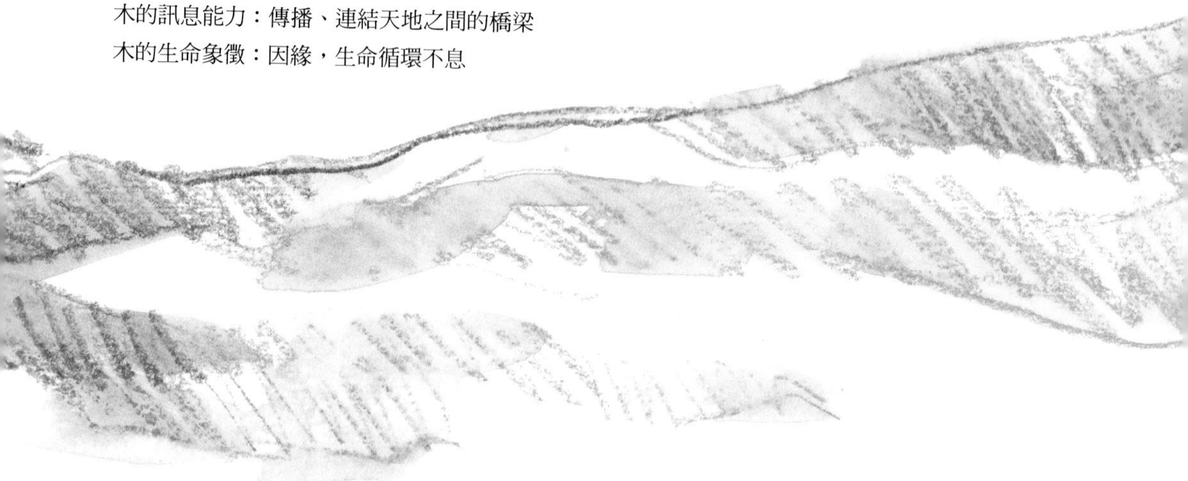

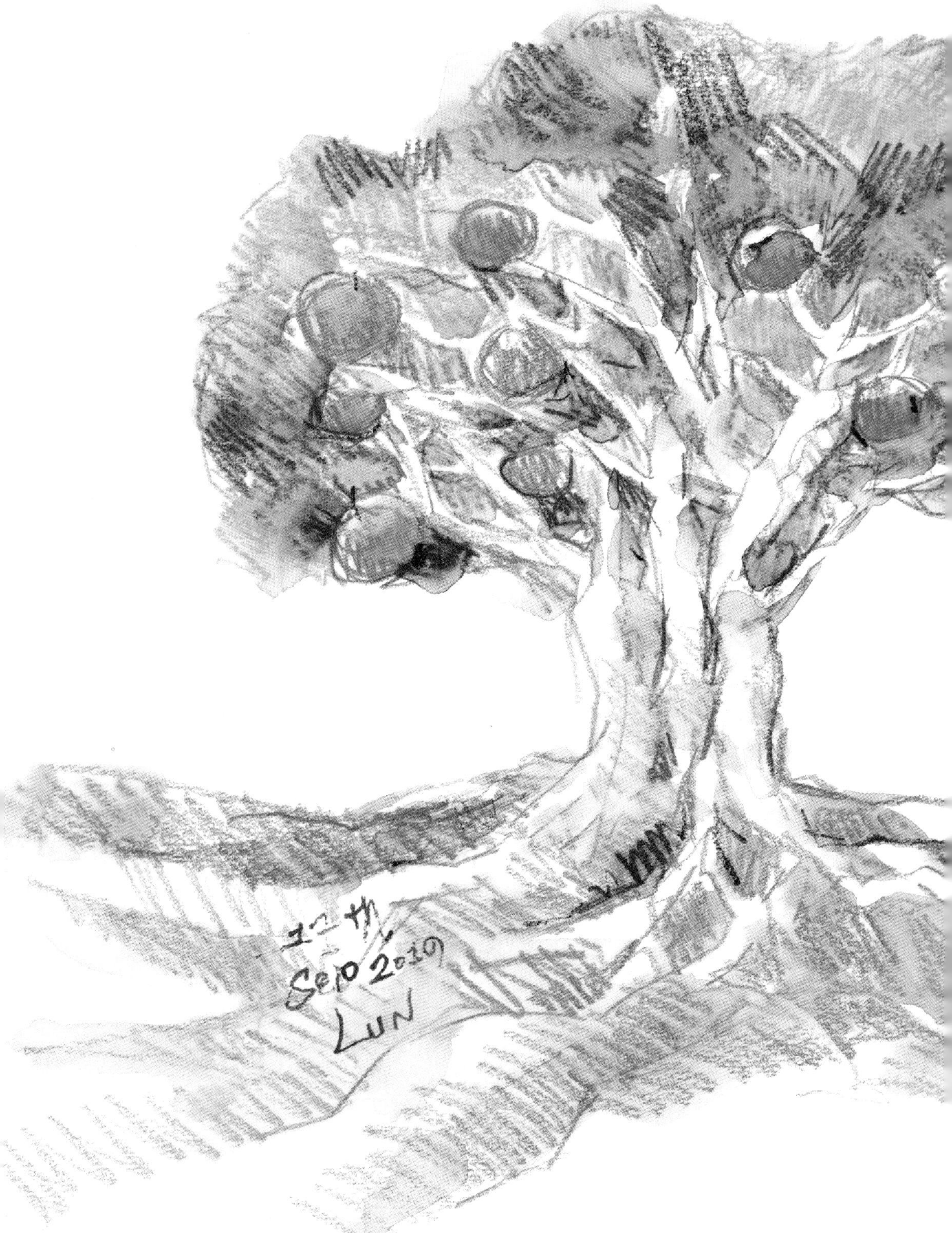
Sep 2019
LUN

自己進步的動力，如同每天能堅持運動、靜心、保持清淨的心等等，這些和外境一點關係都沒有，倘若修行人容易被外境影響，覺得是別人壞了自己的修行，或因認為某些人磁場不乾淨而影響了局勢或風水，甚則用詛咒的方式祝福別人不修行就會不超生等等的語言。當我們不想被這樣的親友荼毒時，就鼓勵他們更認真的閉關修行迴向眾生，然後保持相見不如懷念的距離吧。

火的特質對應心——害怕衝突，而不敢說真心話

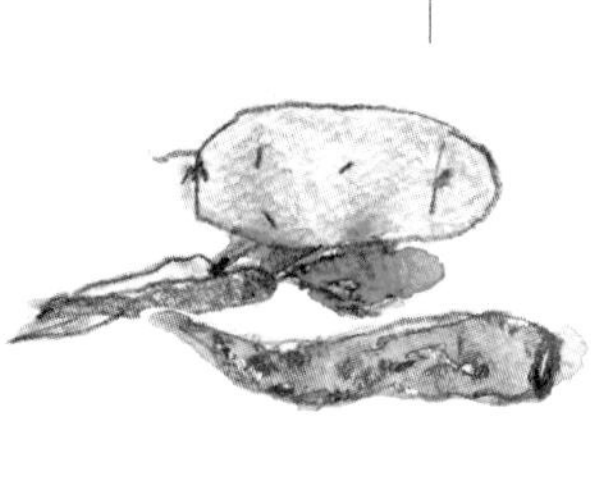

火元素——自體發光

火具備了放射狀、四面八方散開的熱能與光能，看不見的能量象徵著光與愛的品質，它也具有無條件的分享和給予的能力。火苗是以向上的方向發展，熱能愈多光愈亮，古代人透過鑽木取火，表示木有儲存熱能的能力，透過高速摩擦生熱而展現出火的形態，若是煽風就會助長火勢，心氣象徵火的特性，也是維持生命血脈的搏動，它源源不絕供應能量直到生命的盡頭。

火呼應心的特性，心熱者，自身也會散發出如光一般的影響力，光沒有分別

心，廣義而言，太陽屬於地球以外的能量源，火則是太陽能量在地球的微型版，心臟更是人體內部具備火與太陽同等能量的特質；光束本是白色，透過樹木接收光源，在葉子、花、果實中儲存了光折射後的能量，這個能量少了熱能，多了顏色的頻率，當我們攝取了不同顏色的蔬果時，也攝取到不同顏色的光的頻率。顏色能夠定位人體不同部位，所以也具有引導的能量，總體而言，白色的食材是完整的光的能量，白色是一切光的原型，也是純粹的能量，與本質有關係的是肺，所以白色同時可以補到全身，而肺與心的共鳴更多，例如水庫大多是在水源區，水源區相當於心與肺，當雨水聚集在上游，則不用擔心中下游有缺水的問題，白色的食物相當於供應源頭的角色，倘若是其他顏色，則會依照顏色分布的位置供應養分，這樣就不會支援到心肺的部位。

火的能量：我來、我見、我征服

任何物質被火鍛燒以後，會有質的變化，這個變化不可逆，就像木頭被火燒成灰以後，無法用任何方式還原成樹木的形態，火的光與熱仰賴木的供應，當火有能力與金結合的時候，火對於木的需求會降低，最終達到自體發光發熱的

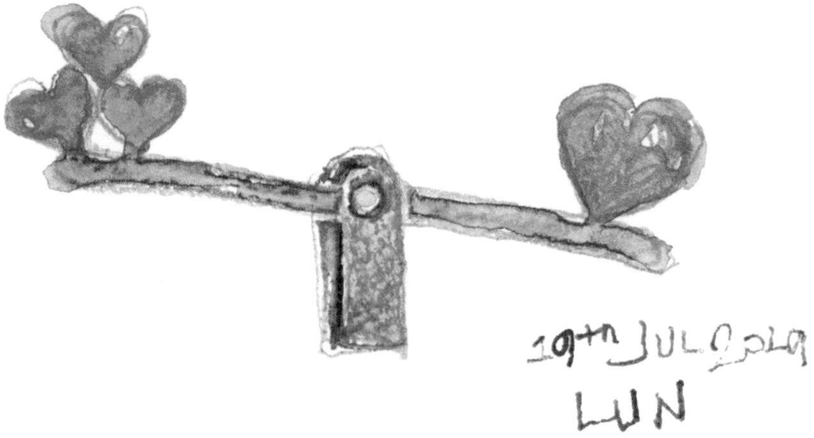

型態。木和火都具備擴張的特性，火與木雖然有本質的不同，但能量發展的模式是類似的，所以在情緒的表現上，火與木的特性可以同時參考，彼此既是母子關係，又是獨立的能量運作。熱是凝聚向上的能量，光是創造與自我展現的能量，光與熱從本體產出，自給自足、不假他人，所以也只能分享自己所擁有的事物或特質，比如傳遞溫暖、同理心、正念等等。

一般而言，若想要攝取光的能量，得靠植物（木屬性）吸收轉化，以視覺來說，吃什麼顏色的食物是一種選擇題，而不是是非題，我們所做的任何選擇，對於養生的角度來說，是以生理需求為優先，倘若是情緒的影響，則會以心情喜好來決定，二者最大的分辨方式是以食材本身來鑒定，生理需求大都會選擇天然或酵素豐富的食材，而心情的喜好則是以口味偏好和再製加工品為主。除了眼睛所看以外，另一個是心眼的觀照，眼睛所喜的，不一定是適合自己的，所以與心氣虛有關的症狀，其中之一就是有選擇困難症的表現，對於別無選擇的事反而有認命的傾向，即使有所抱怨也不曾想過要改變，生命也會失去創造的能力而日漸凋零。

創造即完整自我

「神不會自己到處彰顯自己是神，神在其位行使其事，如此而已。」

火象徵的符號是「光與熱」，火是一個自體發光發熱的狀態，它的能量是向上且擴散的，也是具有渲染力和影響力的特質；光和熱是光明的代名詞，而光明也能帶來希望、願景與喜樂，當我們感到喜悅的時候，所見所聞皆是美好的，即使遭遇不夠美好的事或是生命無常，也能夠在不美好和無常之中看見生命美好的面向，火是一種絕對值的存在，在愈明亮的地方，也會產生愈明顯的陰影，絕對的光和絕對的影是並存的，所以如果我們渴望自己成為聖人，或是渴望透過外在的行善來突顯自己的「善」，也會助長內心的陰暗面和執念。

火是隱身在木裡面的元素，木的濕氣會影響火的生成，所以濕氣重的體質也會讓人時常感到力不從心；火能在木頭中取出，是一種物質的轉化，透過木這個介質，轉化成火的元素，若沒有木的持續支援轉化，火也會後繼無力，它無法在非物質形態維持太久，除了木以外，也有氣的支援，氣是地球中象徵生命起源的物質之一，所以火跟木的大我，以及物質世界中形成生命開始的氣是共通的存在，許多人在修行的過程中感知到不同的情境，有時是回溯前世，那是跟木的屬性連結上了；有時候是接收到啟示，那是跟氣（訊息傳遞）的連結；有時候是靈光乍現的啟發，激起創造的能量，那是跟火的屬性連結了。

創造力是不受空間限制的特質，創造所帶來的能量是具有影響力，如同薪火相傳一般，無私地傳遞出去，如同光與熱，不分對象一視同仁的滋養，純粹的利他以及無分別心的創造性，可以讓能量無限擴張，倘若內心有想要回報的想法，或是利用其影響力來滿足自我的話，給予出去的能量也會受到限制，執著會劃出界限，然而光與熱的本質是不設限的，所以一旦自我產生，受困的自我和火的本質會產生衝突，即使我們真的心存善念，想做好事，也會因為產生出得失心而感受不到內在真正的喜悅。

真正的喜悅來自於創造，創造屬於光的能量。行善是為創造（或影響力）打基礎，熱能愈強，光也會愈亮。

心藏神的象徵在於內在意識具備了創造力，在一再重複的生活與輪迴中，不斷的自我超越或體驗內在想體驗的過程，心臟是一個能夠在宿命的定業中，重新對生命有新的詮釋與超越宿命的存在，心神需要有肝魂出考題來證明自己，肝臟也需要心臟的創造改寫生命藍圖，進而提升生命層次，彼此共生共榮，互相成全。

倘若心神失調，就會出現討愛的特質，透過討好別人或是示弱的方式來突顯自己被需要、被看見的情況，心神強大的人，是能夠享受獨處的，一個人也能自得其樂的狀態；除此之外，能夠把所感受的完整表達出來，也是心氣強的能量。

說真實的語言，是不容易的，我們在幾歲的時候已經失去講真話的力量？與其說孩子童言無忌，那是因為孩子的心氣強大，而成年人心氣多虛，所以承受不了真實的語言。因為無法表達真實，就會用「說好話」來代償講真話，好話不見得是真話，但好話人人能說，且不得罪人，所以會認為說好話可以有功德，不會造口業，如果講好話而不是真話的時候，就會反映出心機和目的性，而不是真實。

如何說真實的語言卻不會傷人，靠的是智慧與表達時機，智慧之語能夠啟發別人，讓別人長出力量來解決自己的人生課題，真實的語言是不帶情緒性的表達方式，也沒有貶抑或是彰顯自己對的成分，何時該說，何時該沉默，要能覺察出適當的時機，這也需要智慧。所以童言的真話是反映出單純，而成人的真話是選擇保持單純，當心口合一的時候，真實的語言帶來的力量能觸動人的心靈而受到啟發。

從人我關係中看見自己的獨特

如果我們習慣先滿足別人的情緒或價值觀，試著把第一順位留給自己，先理解自己是否要承擔或承受，如果內心的意願是先照顧好自己的身心，則不要因拒絕對方而感到罪惡感。

成為心口合一的人，初期是備受挑戰的，因為人際關係會不斷的損血，幾乎歸零。如果能忍受寒風刺骨的人際關係，除了能練成無懼，也能練成強心。無論有沒有朋友，所說的話，言而成真；所做的事，不怕得失。會更容易吸引真實的人，而排除虛偽的人。

火的能量形態：熱力向上向外發展，光為四面八方發展
火的訊息能力：無限循環，通調四方
火的生命象徵：創造、永恆、影響力

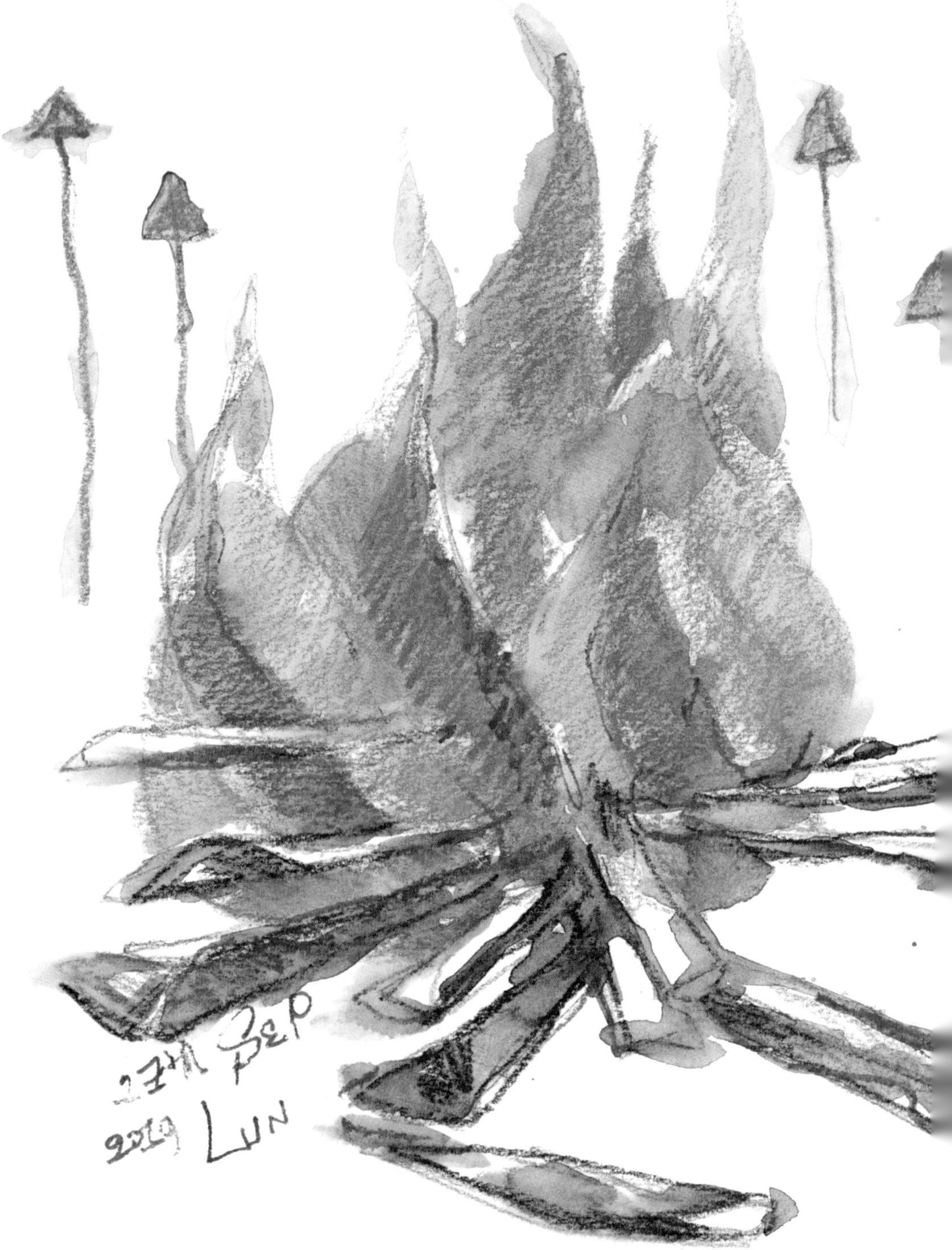
2019 LUN

土的特質對應脾——想法很多，但行動力不足

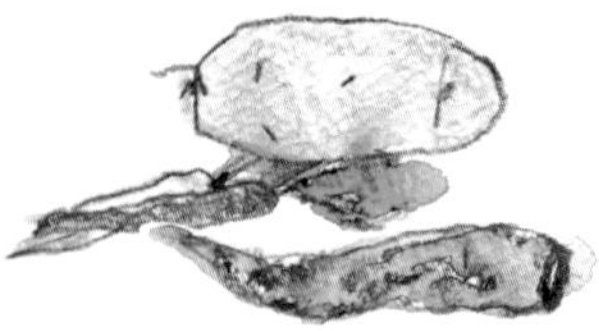

土元素——回收再利用

任何物質在土壤中都會被微生物分解或轉化，土壤的特質就是把有歸於無的存在，化腐朽為黃金，其中是包容所有有形萬物的歸處，透過土壤的運化，成為新生的養分與支援的力量。愈好分解的物質愈容易被先利用，而愈難分解的物質愈需要長時間的轉化，被利用率相對就降低了。土的另一個能力是協助新生命，無論是意念也好，或是物質生長也好，土具有支援的能力，一粒種子需要土壤的結構開始它的生命，土壤中儲存了一切生命所需的各種養分，生命在此開展它自己，也在結束的時候回饋土壤，讓其他的生命再生；意念亦是，思惟意識有聚集

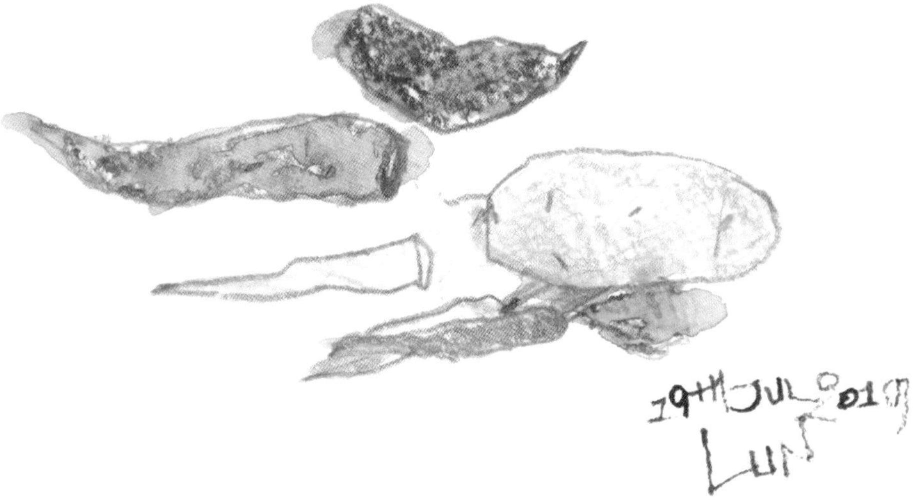

的力量，可以把想法或創意具體化實現出來；土壤展現生命力的方式是行動和效率，土壤中微生物強大的活性能夠快速接收和分解養分，為其他生命提供養分，是萬物生存最佳的支持者。

時間主宰土的轉化能力

無論是轉化、分解任何的物質，與其他元素不同之處，在於「時間」加入。任何從有到無或從無到有的過程，都有時間的參與，只要有足夠的時間，都會呈現出不同階段的生命軌跡，土的特質也是最臣服於時間的元素。木、火、金、水都需要與土連結與整合，帶動整體生命的起承轉合，木離土則難以生根發展，火離土則讓生命停滯、金離土則失去物以類聚的能力、水離土則失去承載的容器，土是蘊育一切生命的後天之本。

土具有讓萬物落地生根的能量

土的生成源自於火將一切物質燃燒後的灰燼沉積而成，良好的土壤條件是保濕性、透氣性、排水性良好，要讓它維持良好的土壤，就會有特定的調整模式，土壤的種類很多樣，不同種類吸引不同的生命棲息，形成相對獨特的生物鏈以及微生物，無論生態系統多麼微型，只要有土壤，生命自會有其發展與出路。土會因溫度、濕度、透氣性而改變，溫度的高低決定微生物增生和工作效率，低溫會休眠，高溫也會殺死微生物；濕度適中的土容易吸附養分和協助微生物菌的生長，濕度高的時候容易腐敗，或帶動土質滑動，濕度太低的時候微生物也會停止生長，如沙漠化的形態，養分也相對無法留住；土的透氣性有益植物根系發展。

一方土養一方人

不同的水土會形成不同養分條件的物種，人的體質與環境的適應性也會影響生活能力，選擇當令當季的在地飲食是生存的基本條件，它也是滋養體內微生物最好的來源，一個人離開原本生活的地區，到了不同氣候環境時，年紀愈大的人適應性會愈差，年紀愈小的人適應性相對較好，如果是長時間定居，也需要轉換飲食習慣，不能以原本生活的飲食方式來適應不同的氣候環境，不適應的人就會出現水土不服的現象。

水土不服可以在飲食或生活方式上發生，也可以表現在不同家庭背景成長的人身上。兩個家庭背景和生活習慣、思惟模式、習俗等不同的人，就像彼此之間到陌生領域一樣需要重新磨合和適應，如果有一方比較強勢，較弱勢的一方也會漸漸被同化，土的特性除了有整合的概念以外，也會期待彼此之間在異中求同，取得最大的共識和相容性，真的無法相容的時候，也會在利益的前提下理性解決，土會在預期的變化中接受改變，如果超出預設的範圍時，反而容易固執己見而失去彈性。

心想事成的祕密

「脾在五行屬土，也是從意念到結果的過程，用什麼滋養土地，就從土地生長出什麼，好壞皆然。」

在個性特質的發展上，則是從無到有的狀態。「意」代表著「意念」，與邏輯思考有關，一個念頭發生以後，意念如同一粒種子在土壤中發芽成長，當時機成熟時，意念也會具象化，成為實體的結果；每個意念的種子都有機會實現，影響時間的長短，一是是否時常保持專注在意念上，二是用行動力加速它的進度，二者皆受脾臟的運作。起心動念是一股凝聚氣的力量，當聚氣到密度很高的時候，便會開始具象而形成看得見的物質。

邏輯思考與大腦運作有直接的關係，意念也可以代表著企劃能力、制定順序按步就班的執行，最終達到符合期望的成果，邏輯性的養成憑藉著收集與整合資訊的能力，如同電腦的中央處理器一般，給予相關資訊進行分析、判斷，整合出適合執行的步驟，最後完成，這就是意念下達指令讓頭腦執行細節的方式，意念專注者，思惟清晰理性，也能快速應對並反應，如果想要訓練頭腦的效率，養成廣泛涉獵不同領域資訊的習慣是最容易的方式，讓大腦保持吸收新知的能力與接受性，有助於培養更多元的邏輯思惟，例如想要規劃自助旅行，交通的選擇、路程的規劃、飲食、旅遊主題、預算編列以及危機處理等等，若事先已有許多備案，最後的結果也比較不會與當初期望的相差太遠。

對於脾藏意的關係，物質身體對於意念會有直接的影響，任何的思想概念最終都會以物質形態呈現結果，如果脾失調的時候，對於體溫變化、水分代謝失調、偏食、慢性缺氧等，皆會改變意念的方向，積極者較傾向遇到問題嘗試解決的辦法，消極者則傾向遇到問題時抱怨或在問題上固執己見，一旦體質改善以後，思惟模式也會有所變化。

從人我關係中看見自己的獨特

如果我們能認知到自己的生活步調與自己以外的人（包含親友、同事、另一半等）不同，就接受自己的不同，別人吃飯比較快、閱讀速度很快、上廁所時間比較長、用餐同時看電視、手機、工作、睡眠時間和習慣等等，那是別人跟自己的差別，但這些都沒有好壞對錯，站穩自己的生活步調，不必因不同而感到有壓力，也不需被別人對自己有不同的看法或想法而自我懷疑。

認識自己能夠抒發的方式，每個人的抒發管道不同，有人能靠運動抒發，有人是靠閱讀抒發，也有很多人靠吃抒發；這端看我們本身對於視覺、觸覺、味覺啟動模式，所以不需要以流行趨勢或別人建議來決定自己的需求，我們可以嘗試，但更需要找出自己能夠真正放鬆的方式。

試著判斷善意與濫好人的差別，幫助不一定是善舉，不幫助也非真正的惡，端看對方是否有能力自我成長與超越，如果不幫助對方會讓自己產生罪惡感，先想想自己是無法拒絕？批判自己的不善？透過助人而有成就感或對方是在情緒勒索。真正的善意，是終止「惡行」，讓別人有機會在自己創造出的實境裡經驗而有所體會，而非被捲入更多的關係是非中。

一天之中，給自己一些時間，作自己，直到二十四小時都能作自己。

我們時常被自己所扮演的角色迷失了自我，角色不是壞事，自我也不是壞事，而是我們常常把兩者分開了，以為要保持自我才是對的，或是把角色扮演好才是對的；我們常常複製了父母的經驗扮演了父母，而不是從自己出發點看事情

「如果是我會如何選擇？」

「如果是我會如何看待此事？」

如果跳脫不出這個差異，我們常常會認為，自己家都不會如此，為何你們家是這樣，當內心有對錯的二分法概念時，會期待別人符合自己的期望，如果這個期待持續落空，或是在認知差異上無法有共識的時候，我們常有的妥協是委屈求全，或者冷戰，甚者外遇。

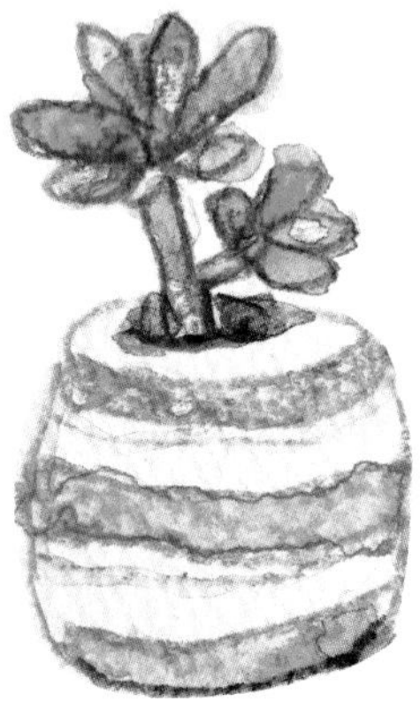

土的能量形態：物盡其用，保留並善用資源
土的訊息能力：從有形回歸無形，從無形孕育出有形
土的生命象徵：意念創造實相，重視資源、規律和順序

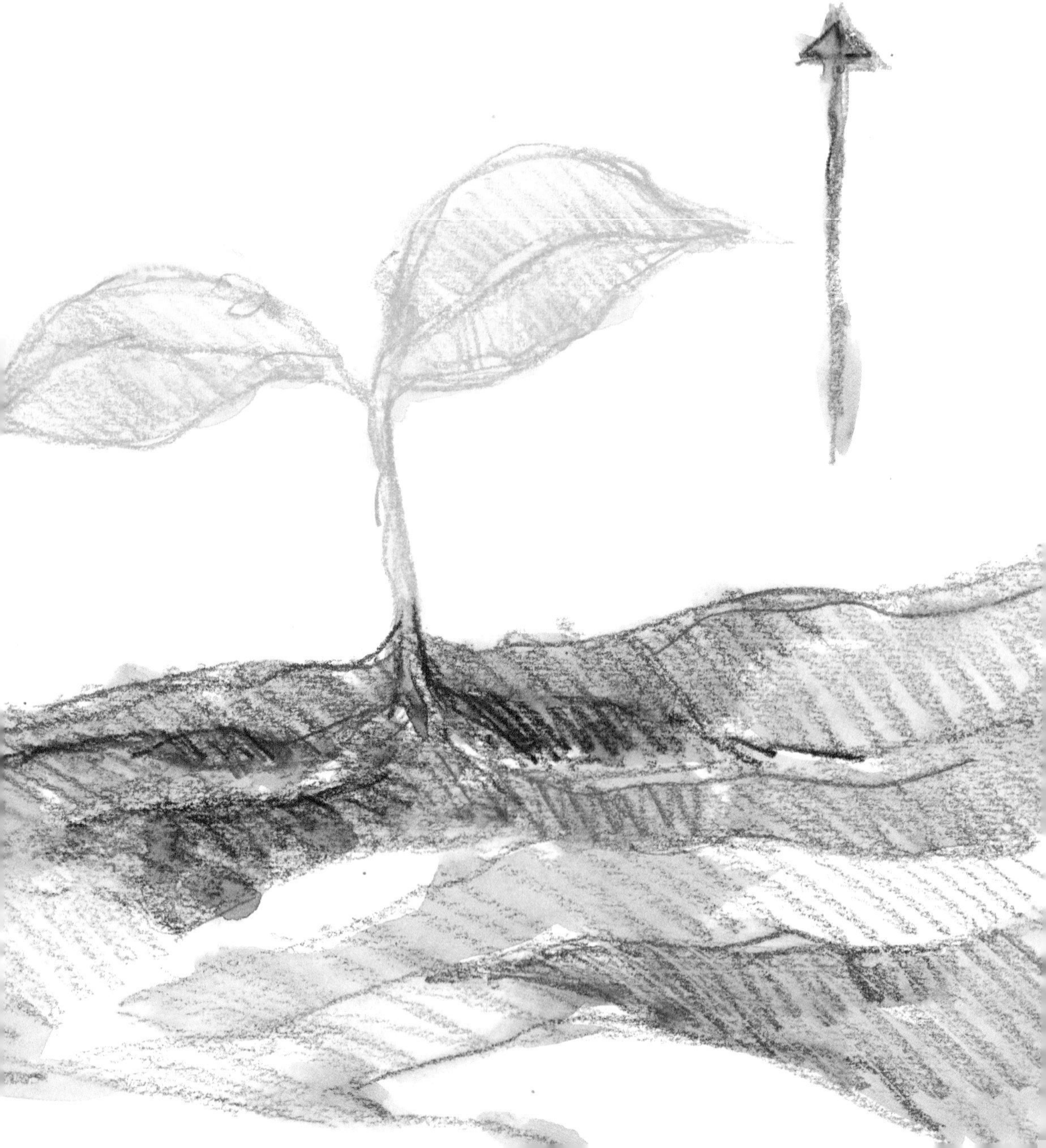

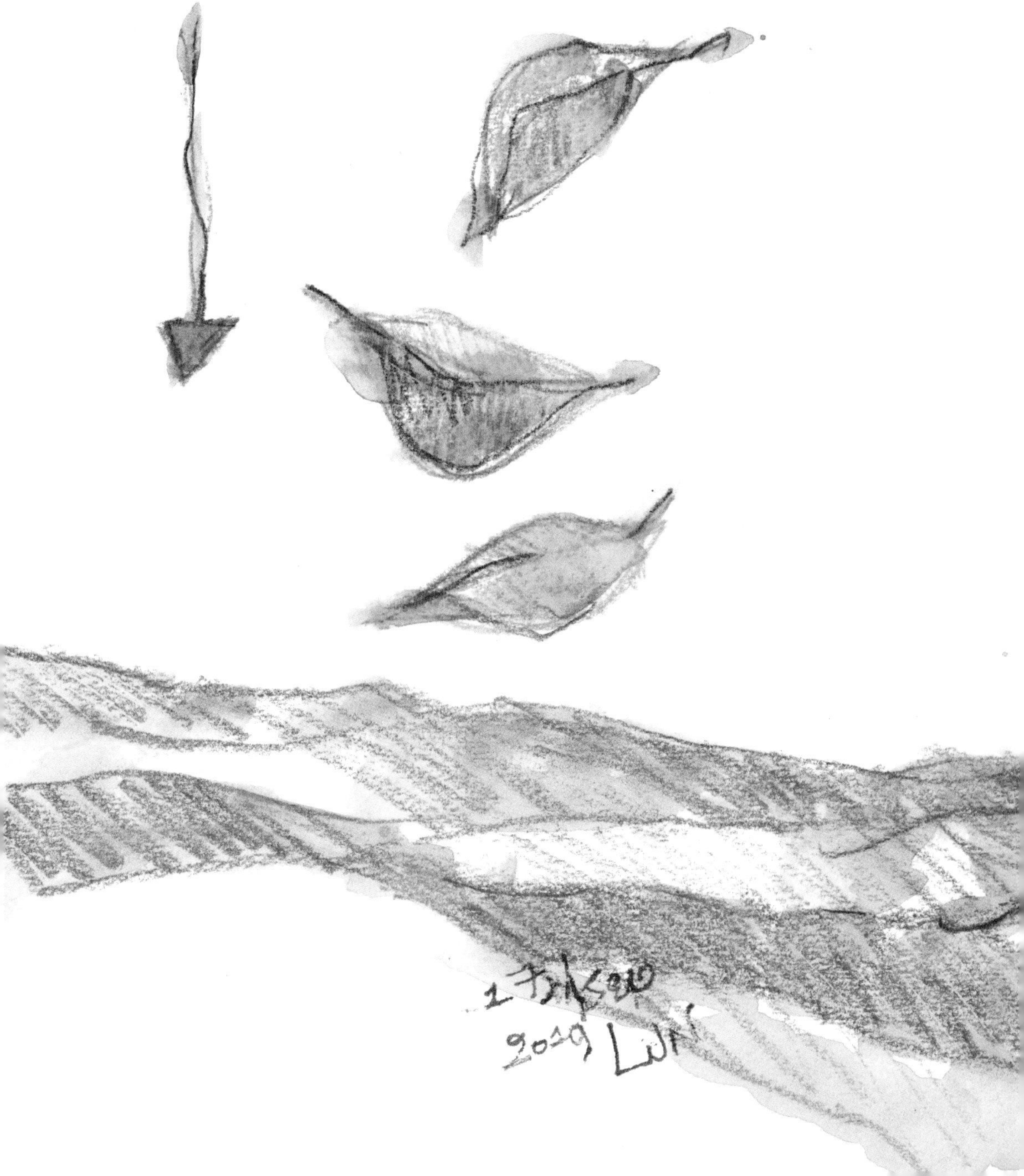
2019

金的特質對應肺——對世事無常，感到憂鬱與哀傷

金元素——快刀斬亂麻

金的屬性具備耐熱、堅韌、純粹、對本質嚮往的特性，它的功能在物質層次上，是把混沌又混和性的物質拆解還原成為單一成分、收納到它們的歸處，金具備天的燥氣，燥性有清肅、天清氣明的特質，所以個性上也會突顯斷捨離、快刀斬亂麻的決斷力。「金曰從革」，意指變革、大刀闊斧的決斷氣息，改革本身具有肅殺、大破大立的過程，生命中展現內斂之氣，與金的特質相應；金如同夜晚的月亮，返照日光卻清明不炙熱，象徵著照見本性、本質、本源的鏡子。

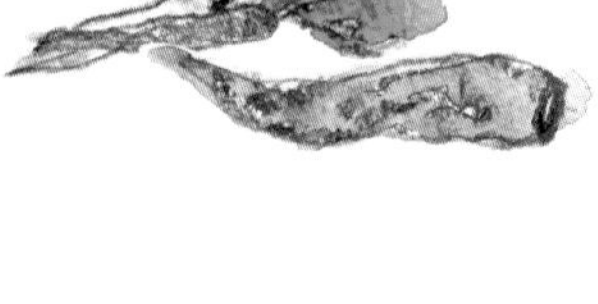

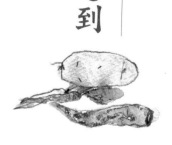

氣是純粹的象徵

五行中的金，具有返照真理與純粹的特質，如同月球透過太陽的光來表現出光的本質，太陽的光無法直視，而月光是清亮而可見的，它可以是陽光的分身，所以不若白晝的熱情，存在於暗面反映清明與真知的智慧。氣在一個整體的狀態下是無分別的，氣也象徵著一切物質的源頭，氣在進入不同的軀體與內臟時，就像房子分割出不同的處所，看似功能不同，實則本質一致。人在每分每秒都仰賴呼吸來維持生命，即使在睡眠的狀態下也持續的運作，它是超越頭腦的維生系統，也是與生命源頭連結最直接的管道。任何一個氣功或靜坐的法門，都會強調呼吸的重要性，氣的本質也意謂著純粹的能量，倘若我們認為生命是與源頭分離的時候，深藏在內心的悲傷就會湧現，這意謂著與大我分離的痛苦，這樣的痛苦也很容易在面臨生離死別的時候誘發出來。

金具有收斂的作用

金收斂的特性也相應肺斂氣的作用，氣凝聚到一定程度時，會呈現液態，液

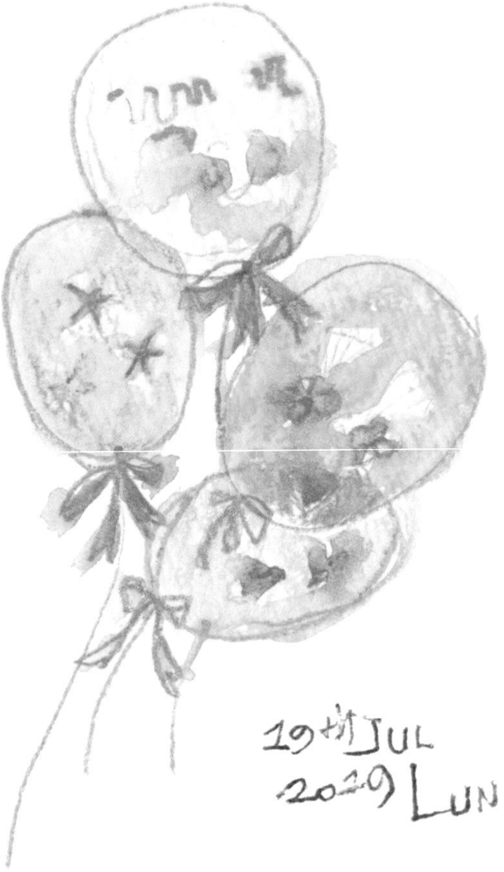

態的氣沉降到下丹田，儲存在腎臟；氣在肺的調度和運作下，遵循節律運行周身不息，所以規律有節的生活對於肺的保養至關重要，一旦無法與天地節氣同步，很容易在氣機失調上出現呼吸和免疫功能失調的症狀。金不容許雜質存在，無論是空氣也好，或是個性特質、思惟習慣也好，金的果斷常常具有殺傷力，例如言語上的批判、缺乏耐性、厭惡模稜兩可的態度等，金的純粹也帶來不同意識型態的極端，也

較難融入普世的價值觀；純粹的物質如鑽石般堅硬和壓抑的存在，即使氣味相投，也不見得會相容彼此，所以金的氣質多有隱居避世或是獨善其身的特性。

經絡是氣運行的通道

經絡是中醫獨特的生理觀察，如果脈管是血液專屬通道，人體內氣的活動也仰賴經絡管道的流通，外在的風邪對於經絡來說是直接影響的存在，金在人體氣的調動上，也是依據體內的存量來分配，經絡象徵著體表外圍的免疫系統，呼吸與肺活量決定正常的臟腑功能運作，紅血球的多少則是決定體內含氧量的狀態；其中又以情緒的變化對於經絡的影響有直接的關係，這個影響會在五臟情緒篇專門介紹。

經絡可以體察臟腑深層氣血失調的狀態，許多特定的反射穴同時有治療和預防疾病的雙向作用，例如總結前人經驗的穴道口訣：「肚腹三里留，腰背委中求；頭項尋列缺，面口合谷收。脅肋支溝取，心胸內關謀；婦科三陰交，安胎公孫求。外傷陽陵泉，阿是不可缺」等，就是疾病部位在特定穴位上的對應關係。

超越生死的制約

「魄力是了然在有限的生命中對自己此生志向所展現的決斷力，生於憂患，死於安樂，往往逆境是啟發魄力的養分，若被逆境考倒時，很容易逃避甚至輕易放棄生命。」

《類經．臟象類》曰：「魄之為用，能動能作，痛癢由之而覺也。」意指身體本能的反應，可以理解成直覺反應，或是接收外在一切訊息的接收器；個體對外在人事物或環境、氣場、磁場敏感的程度，是魄的感知能力，感知以後的反應就是本能的作用，例如遇到花粉過敏、感覺空氣品質不良而胸悶、聞到自體排斥的氣味會感到噁心等等，這些症狀無法被個體控制，或是看似再自然不過的呼吸，也無法被個體控制，它是自發性的運作，這就是魄的能力。

魄在生理功能上，是以氣的型態運作，例如吸氣時把氣沉降到腎臟，沉降的作用同時也讓大腸能夠排除穢物；呼氣時把氣向上向外輸出，同時代謝出體內的二氧化碳。單純的呼吸即有如此玄妙的操作，古人把呼吸的奧妙發展出各類氣功，透過有意識的呼吸練習，經絡是氣運行的通道，如何理解「氣」？我們可以用「氣在人在，氣亡人亡」來形容它的特性，當體內的氣已經不存在的時候，也就沒有經絡了，經絡只存在活生生的個體中。

七魄的名稱和其功能

吞賊：免疫系統，T細胞的作用，相當於自動更新的防毒軟體。

屍狗：入睡後的警報系統。

除穢：清除自體代謝的穢物。亥時前入睡可以發揮其功能。

臭肺：入睡後維持呼吸的生理狀態。先天的心神和後天意識的交接地帶，道家以呼吸調息來鍛鍊體魄的作用。

雀陰：生殖能力必須在夜間深度睡眠時恢復。

非毒：把體內凝聚的邪氣化開。

伏矢：幫助把腸道中的糟粕運化成精，晨起排便神清氣爽。

免疫系統需要順應天地節氣的規律維持正常的作用，如果作息紊亂，對於免疫功能的影響很大，上述的功能失調時就會造成身體氧化現象；金的肅殺之氣足夠殺滅與抵擋大部分的細菌病毒，包括癌變的細胞，除非我們容許免疫系統自我攻擊，或是直接投降，這來自於我們對自己的批判，或感到活著不值得，免疫系統會因此成全我們的期望；肉體的生命雖然以「生」為優先，然而生命的本質是不局限於一輩子，其源頭永生不滅，所以對於生死看得淡然，善用魄力者，會發展自己的影響力，在有限的肉體生命中展現超越肉體生命的能量，有影響力的人也具有感染的能量，那是來自頻率的共鳴，當一個人的見解與遠見能夠打動別人的心（膻中）時，氣也就能收放自如，如魚得水，個體已經打開與源頭的通道，其能量也會源源不絕透過個體傳播出去。

有魄力的人個性相對穩定，即使對生命抱持熱情，也不會因此浮動不安，愈是穩定的人，對事情總是能洞察本質，也不會輕易受到外在變化的影響。人一生最大的制約來自於肉體生命的有限，在有限生命中活出無悔的人生，把握時時刻刻的當下，即有機會超越時間的限制，每個人在探索生命本質的過程中，都會渴望超越有限生命的制約，無論出發點如何，最終都會走上靈性探索與修行之路，也是認識自己之路；它是與源頭連結的通道，當我們有機會照見生命本源的時候，也就會對生離死別感到安然，因為在自然界，生老病死本是正常且隨處都在發生的狀態，情感投射加深了我們對於關係、物質、理念的執著，進而產生得失心，愈是深陷其中的人，愈無法明辨本質的樣貌，而有魄力的人，會視變化與無常為常態，即便受到影響，也不會因此長期受困於情緒中，這是「魄」本身具有的覺察能力。

從人我關係中看見自己的獨特

因失去的情緒綑綁，人到中年以後，愈來愈會面臨生離死別，如果我們能體會到每個人出生以來其實不曾真正擁有過任何人事物的時候，也就不會執著對於失去感到感傷，無論好的壞的、善的惡的、快樂的悲苦的、豐盛的匱乏的，都是留不住，也都是會過去的時候，想想有多久沒有善待自己，時常歸零，再重新啟動，順其自然的心境從不來自於被動的接受外在變化，而是自我認同的能力。

對於因體質虛弱、元氣不足而感到無能為力的憂鬱特質，可以選擇自己喜好的飲食來改善壓力，身體感到有力量時，志向與自信也會發展出來。

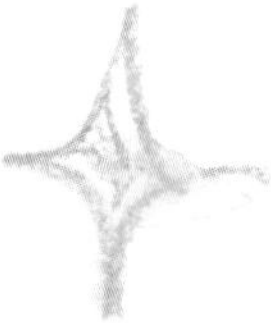

金的能量形態：將氣態壓縮成液態，引導氣機上下、內外的運行
金的訊息能力：以呼及接收天氣養分為人體所用
金的生命象徵：去蕪存菁、體現生命本質

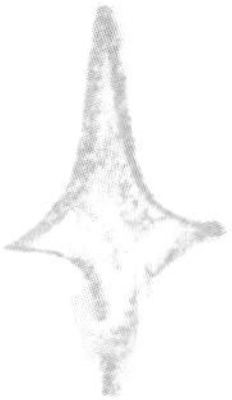

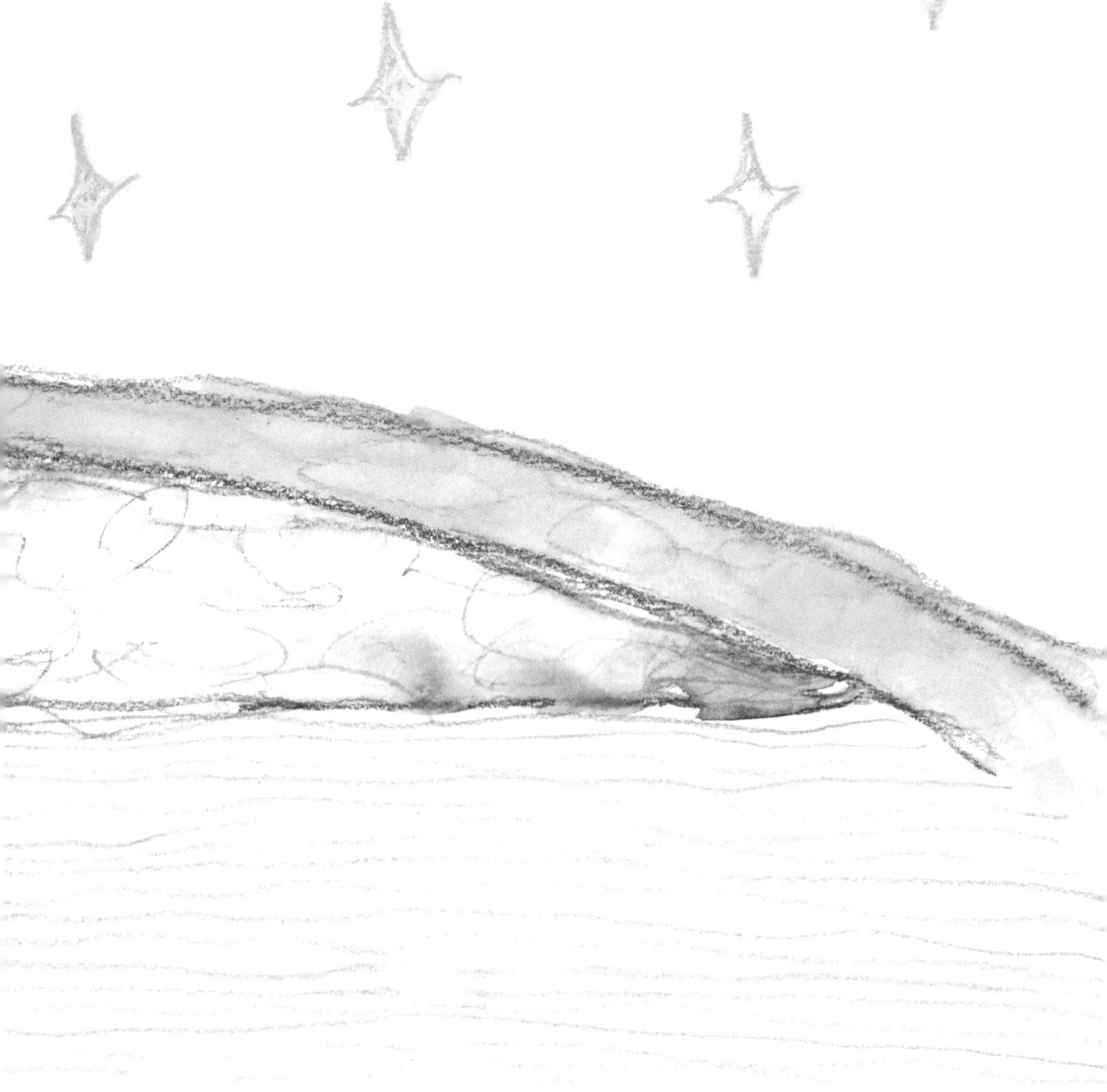

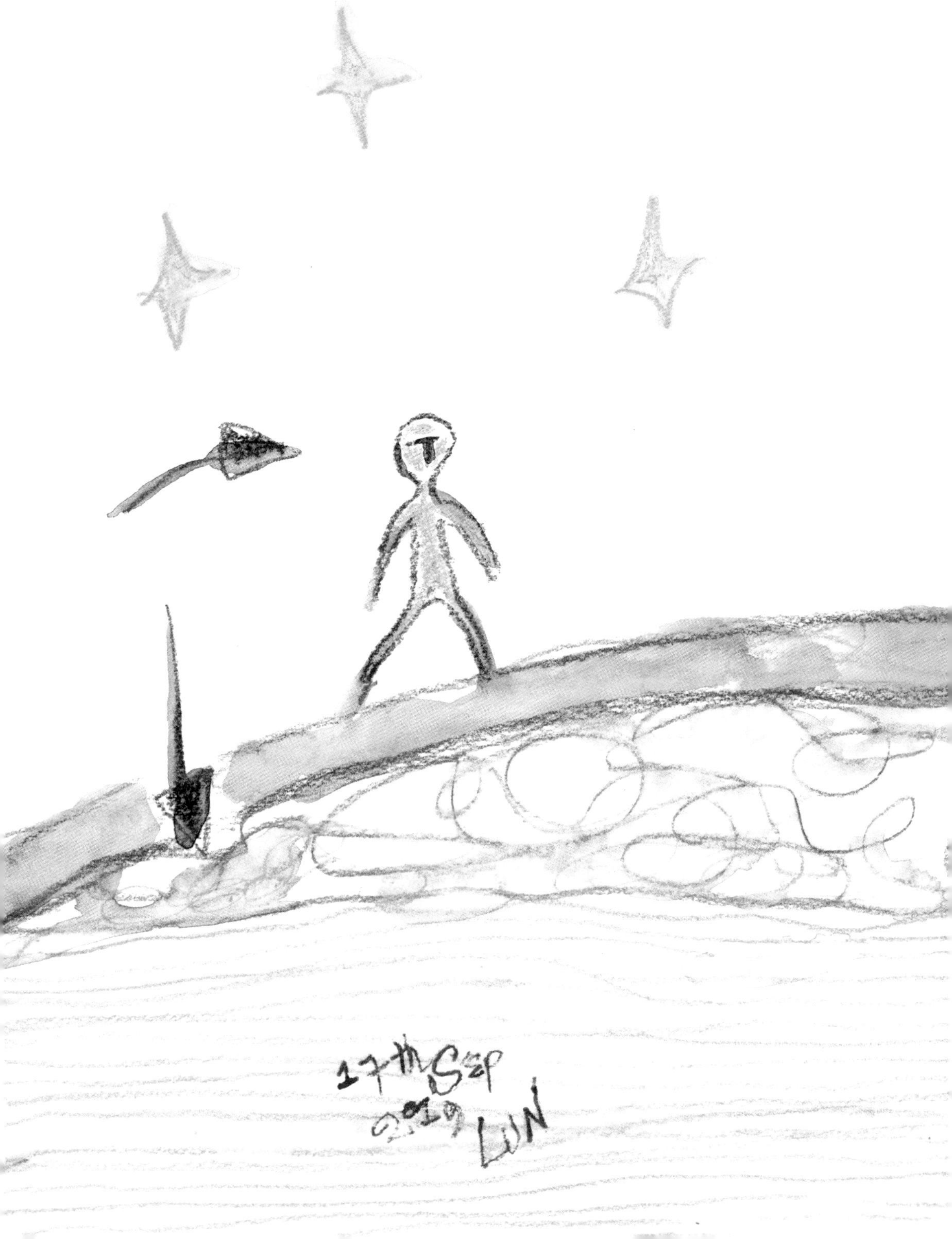
17th Sep
2019
LUN

水的特質對應腎——覺得自己不值得被愛、被肯定和在乎

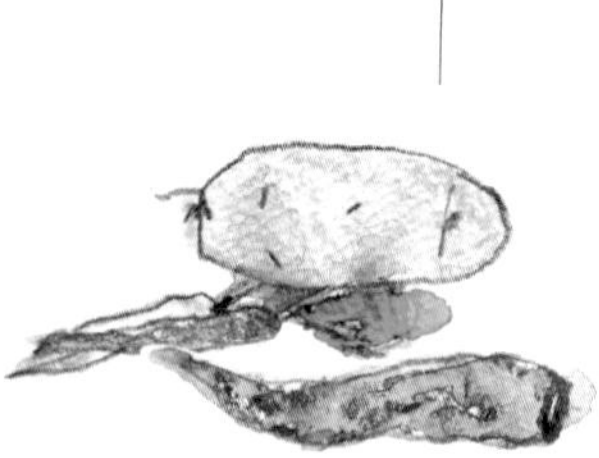

水元素——性命的本源

身體有很多精微物質需要依靠水這樣的載體來傳遞訊息和能量，所以在主黑色的角度來說，古人對水、腎、黑、北方、冬的歸類是十分具有智慧的，它包含了黑色具有吸納各種物質的能量，也是掌管人體或整個節氣溫度變化的操盤手。以氣功或內修的角度來說，人的生命本源來自於父母帶來的先天之精，化生成後代整個生命活動的基本，它藏於命門，透過氣功或內修的鍛鍊調動命門的能量往二眉中間的第三眼，而開始與天氣相應的道路。

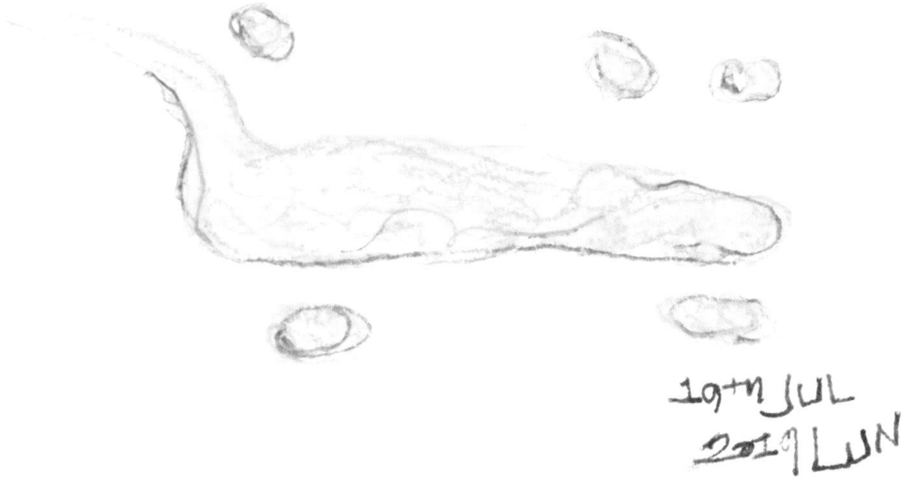

水有三種能量的表現

水的物質型態有三種，固態、液態和氣態。要改變水是不容易的，讓它氣化的溫度需要夠高才能成為蒸氣，或要它固態結冰的溫度需要夠冷才能達成，水滋養地球上所有的生命，水屬陰性，是屬於被環境和溫度支配的屬性，水遇見熱，會成為蒸氣；遇見冷，會結成冰；遇見落差，則會流動。而記錄的能力是水的訊息體的特性，只接收儲存，就像記憶的倉庫，記錄著整體的歷史。水的能量體是維持生命活動的核心，即滋養整個生命體的能力，水的代謝，排除體內穢物、傳導能力，滋養神經系統、筋膜關節等等，都靠著津液潤澤，甚至能自我修復再生的能力。

經驗法則來自於家族傳統或前人名言的教養

水即使在不同形態的瓶子盛裝，它的本質也不會改變，看似隨和的個性，實則喜好挑戰極端，並享受自己變化後的結果，除此之外，如果沒有外界的刺激所帶來的靈感，它很難自行創造，所以也較容易對某些外在的物質有上癮的風險。水本身是儲存訊息的介質，一切的歷史訊息是已經不會改變的結果，所以很重視前人的智慧結晶，或是已經成為經典的人事物，也願意追隨過來人的腳步和成就，許多看似前瞻型的人骨子裡是十分念舊的，這部分也和宿命情結和安全感有關，也因為如此，所以任何有改變處境的機會也毫不放過，即使機會微乎甚微，也會懷抱希望與奇蹟出現。

水與濕氣

人體需要水，而且是活性的水，中醫對於活性的水稱作「津液」，和「精」的工作不太一樣，津液如果失去活性，或是體內陽氣不足，讓需要代謝的水滯留在人體時，就是「水濕」的症狀。大部分濕氣重的體質是陽氣不足，當水濕累積更多的時候，也會讓個體體溫下降，這會加重代謝的困難，體溫愈高，代謝愈快，反之則愈慢；所以對於濕氣重的體質調理，會著重在補氣、排汗或排尿三個方向；濕氣重也會影響行動力，當我們需要不斷地讓自己下定決心，或發誓絕對戒掉某些生活慣性時，就像許久沒發動的摩托車一樣，需要多發動幾次才不會熄火的情況，陽氣不足也很容易半途而廢，或是需要別人不斷鞭策的力量才能勉強完成，若能堅持到養成良好的習慣，只要能掌握水的力量，就是具備了勇於突破宿命與自我成就的勇氣。

願力與實踐

「志向是出生之前就設定好要體驗此生的設定，最容易影響個人志向的原因是原生家庭，子女永遠是父母手中的箭，去往哪裡，需要的是被成全與理解，而非限制。」

每個人這輩子都會有一個願，這個願是在我們投身到地球之前就設定好的志向。倘若我們出生以後，經歷了許多與志向的方向不對的狀態發展時，我們就很容易反應在身體和情緒上的疾病，以身體來說，會以心、脾、腎三臟為主要疾病；發生在人的關係上，就會有明顯的關係疏離感，這樣的疏離感有可能是父母、朋友、兩性的關係上的失調，而失調的原因，大多來自於對方阻止或否定了自己初始志向的願望。

狹義的關係中，父母血親影響最深遠，這樣的影響有時在親人往生以後仍深烙在血液與做人處事上，要斷掉親人的價值觀已屬不易，有時在破碎家庭長大的人長大獨立以後，對於子女的要求反而會變本加厲的傳統或守舊，原因就在於堅信苦行之下才能鍛鍊心志的想法深根其中，並且會想要透過挑戰近於折磨的大Boss來自我證明，對於輕而易舉的挑戰反而感到興趣缺缺，工作如是，情感亦如是，透過征服也強化了自我認同；唯一反抗不了的，就是父母血緣的羈絆，有些人終其一生都以逃離血緣的綑綁而奮鬥，成也宿命，敗也是宿命。

想想每個靈魂來到地球上的目標是什麼？如果是為了提升自己靈魂的層次而來，那麼一個人以一帆風順的人生為目標，是否能夠讓靈魂得到最好的體驗呢？如果設計一個沒有挑戰性的遊戲，如何能吸引玩家呢？我不能說靈魂一定要給自己找麻煩才算是體驗生命的價值，但在一般人的社會價值當中，當我們認為與理論不符的生活時，衍生出來的落差是生病的原因之一，而且是無法治癒的病，當這輩子已經無法完成心願時，腎的志向無法發展而無用武之地，甚至連維持基本生活都無法激發活力而衰弱。

正在關係上得不到和解的狀態時，這些對象大都是否定自己志向的人，長大以後如果硬逼自己去孝順父母、兄友弟恭、對另一半溫良恭儉讓，整個人的腎就會快速的衰竭，因為潛在的能量有志難伸，反而在對於那些否定自己的關係上去服務、消耗，甚至有一種自我放棄的哀傷，這類的人非常多，好人不長（償）命，說的大多是這樣的情況，年紀稍長的人長年習慣被社會價值觀或道德感壓抑，反而容易抗拒善待自己的心境轉換，好像覺得自己就是不值得被肯定、被愛、被在乎的人，只能找一個窗口抒發一下，然後再回去累積情緒，周而復始的情緒迴圈，最終連自己靈魂的志向都遺忘了。

志向另一個弔詭之處，在於有時我們會以父母的志向當作自己的志向去繼承，如果潛意識裡有尚未完成的使命，遇到類似的情境時，也有可能會重複去完成這件事；生命最大的延續是複製自己，繁衍後代，志向的表現上，也容易因此聚集志同道合的緣分，把自己的志向延伸成族群的共同使命（或共業），小至家庭，大至民族國家，都無可避免不被集體意識所影響，如果很多人情緒很容易被集體意識挑起，也意謂著長期烙在靈魂中沒有安全感的印記很深，這也是水的能量所帶來的特質。

從人我關係中看見自己的獨特

能夠找到不給任何建議的親友傾訴，是非常困難的，也不是所有的親友能夠一起承擔自己情緒的重量，自尊心強、自我要求完美的人，更有許多說不出的苦，對於一般人來說，小確幸是好的、不會想太多的，而對於自己期待成功或是焦慮自己會失敗的壓力，在小確幸者而言，就是「想太多」，也很難有共鳴，自己轉移沉重情緒的取向，是找一些單方面專注的事物，比如去書店、看電影、聽音樂、玩玩小遊戲，投入自己想做卻放著很久的興趣、不設定目的地的漫遊旅行等等，只要不是與人交流的單方面探索的事物皆可試試。

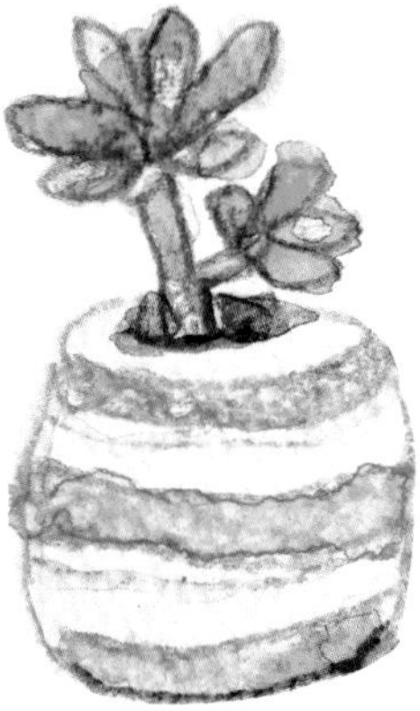

水的能量形態：液態水，氣態蒸氣，固態冰
水的訊息能力：儲存信息，滋養萬物，經驗法則
水的生命象徵：宿命、被動的接受影響

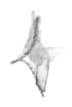

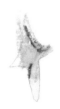

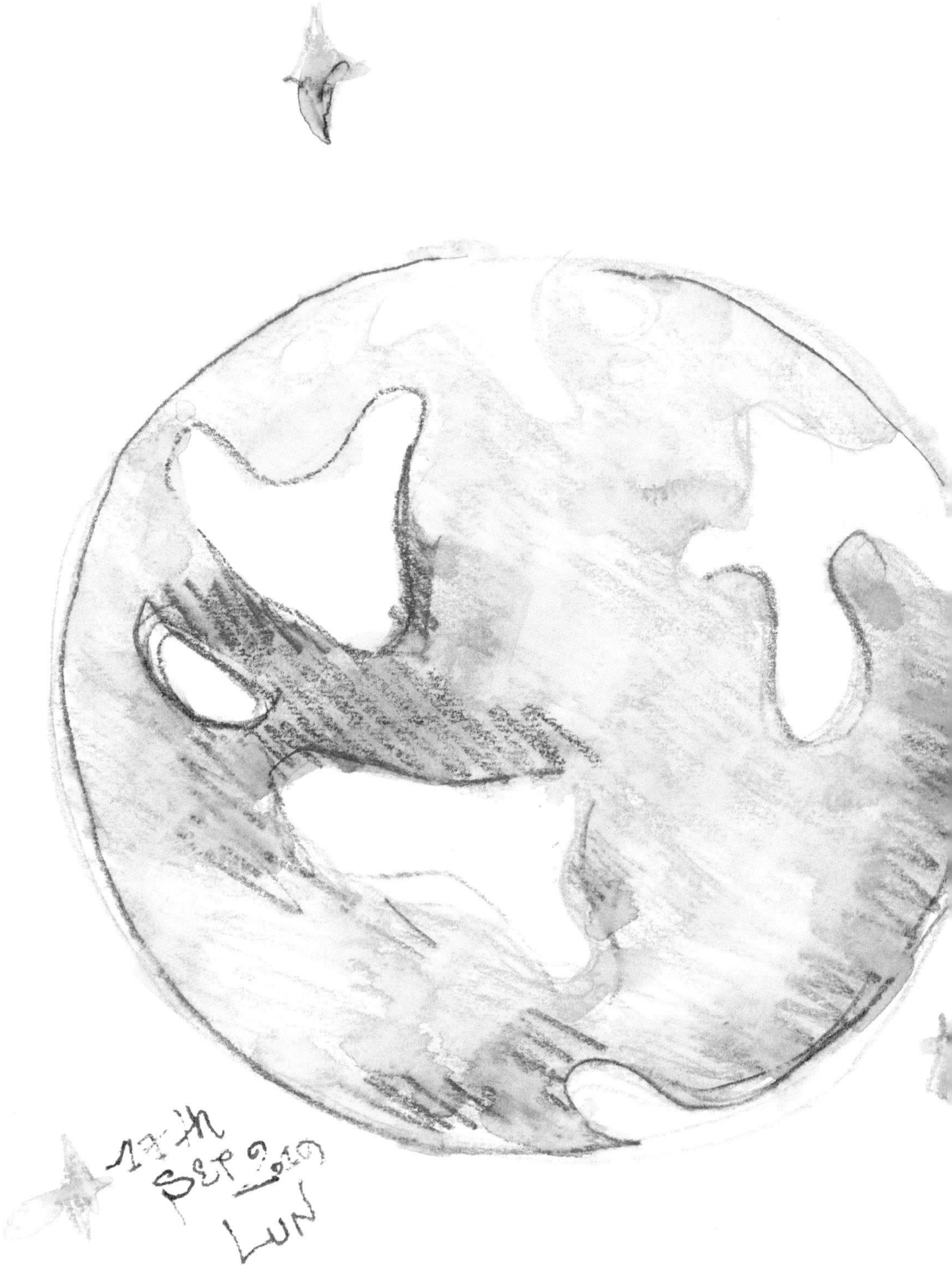
17th
SEP 2019
LUN

第叁章

五臟對應的五種情緒

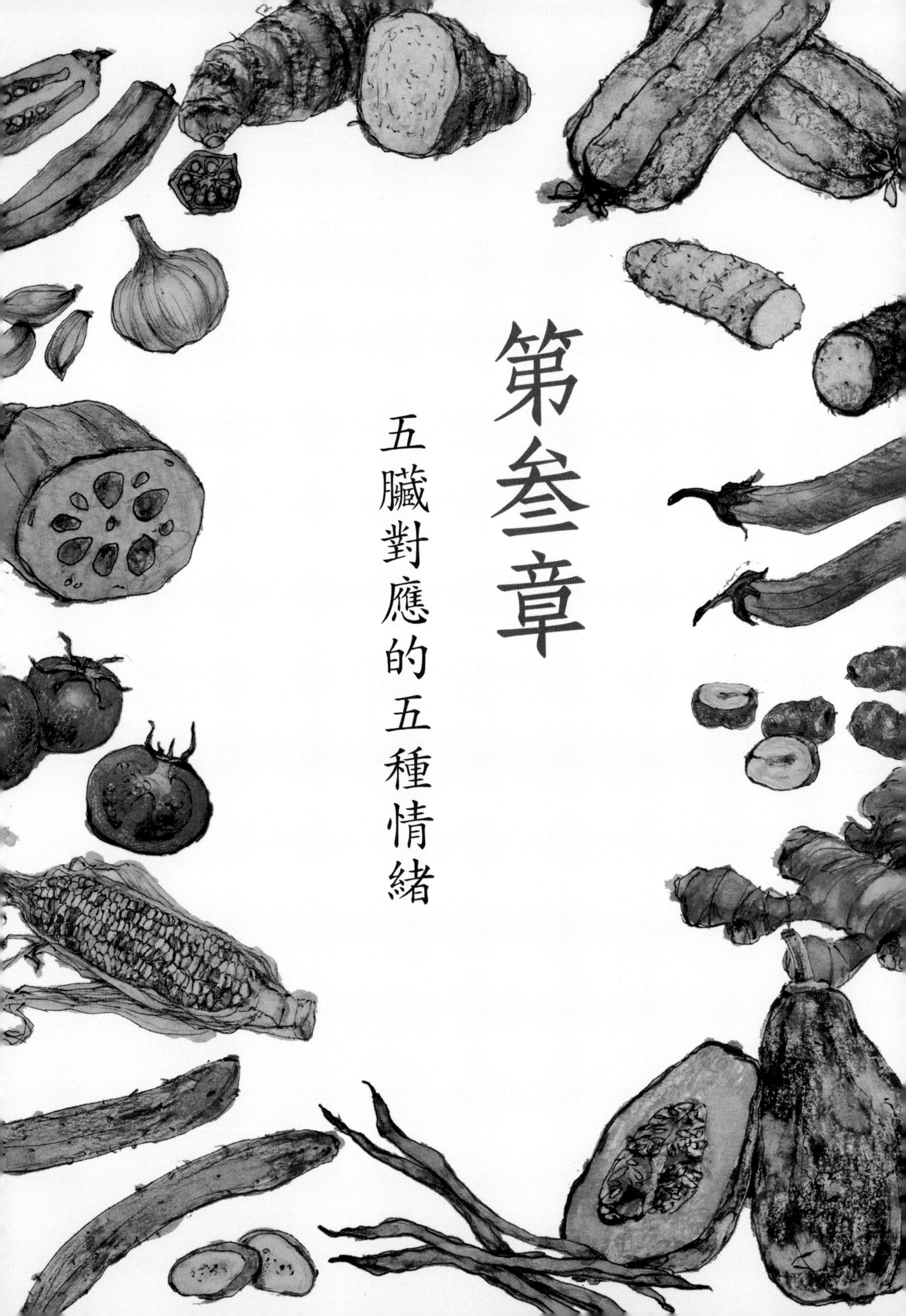

五臟是五行能量的實體化

以五臟做為生理或病理的指標，它反映的是實體的器官的運作能力與失調時出現的症狀，讓醫療有依循的治療方向；中醫的治未病，是指在臟腑尚未出現臟質性病變，而先有氣的失調時，透過調理氣機改善或預防，避免日後累積成實體臟腑的疾病所做的治療，內臟虛損的問題，除了有先天不足（基因缺損）、先天體質（相應五行）的影響以外，另有壓力、飲食、生活習慣、情緒、老化等等，都會造成內臟的消耗或虛損，中醫會以「氣虛」、「氣機失調」來概括整體體質的表現。

五臟仰賴氣與血輸送養分維持人體生理正常的運作，氣的作用是保持臟腑機能的效率與機動性，當氣不足時，效率會變慢、無論是消化、吸收、代謝、思惟模式、精神狀態等皆會變得遲緩無法即時反應，它也影響體溫的變化，氣虛的體質易怕冷，體型也因代謝效率不佳而腫滿，透過外觀也可以初步判斷五臟氣虛的部位，例如上臂肥胖、後頸有隆起的肉丘，可判斷心肺功能氣虛有慢性缺氧的症狀；肚臍圈中廣肥胖者可判斷肝、膽、胃、十二指腸失調的症狀；大腿內側、臀部周邊（環跳穴）肥胖者可判斷肝、子宮有氣血不通的現象；小腿粗硬緊繃伴隨腰痠背痛可能有膀胱或尿路感染的問題等等。

血的作用是保持臟腑實質性的後勤補給，總體來說，每個臟腑都有氣與血的支持，只不過每個臟腑對於氣與血的平衡比例不同，如果破壞了相對平衡，臟腑的功能會無法發揮應有的能力而失調，這種相對平衡的概念體現在臟腑經絡的陰陽比例上。

《內經．血氣形志篇》：「太陽（小腸、膀胱）常多血少氣，少陽（三焦、膽）常少血多氣，陽明（大腸、胃）常多氣多血，少陰（心、腎）常少血多氣，厥陰（心包、肝）常多血少氣，太陰（肺、脾）常多氣少血」的論述，對於臟腑調理有實質的應用參考。

情志失調屬於內傷氣血範疇

情志失調有可能是外在情境的誘發，也有可能是臟腑氣虛的反應，如突然失業而憤怒，或是老人家腎氣不足，時常感到恐慌等等，通常情緒失調，外在和自體氣虛的原因都有，只是影響的比例不同，我們愈在乎的人事物或是價值觀，對自身情緒的影響也愈大，當我們持續因特定情緒困擾時，疏導是較好的方式，也有一些人是情願跟自己過不去而困在情緒中，他們視情緒是自我保護或彰顯自我的能力，久而久之也會消耗臟腑元氣而成為實質的內臟疾病。

一般而言，短期的情緒可以透過經絡疏導而調理，因個性或價值觀而有常態的情緒時，就需要透過食療或藥物長期調理臟腑元氣，兩者的差別在於正氣有餘和正氣虛損的判斷。情緒歸屬於內傷類，來自於情緒的變化調動了內臟的氣所出現的氣機失調。

憤怒——渴望在關係中得到安全感

怒調動肝氣，氣機往上衝撞，容易讓頭部脈管迫血妄行出血。

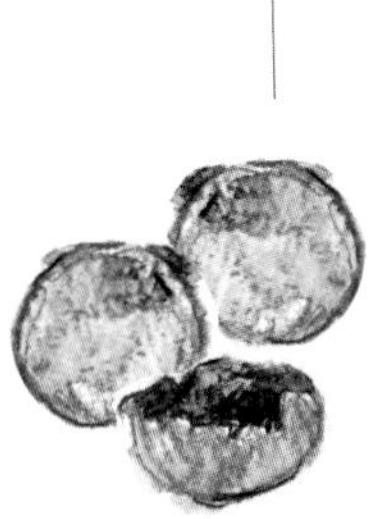

憤怒是主觀的情緒，只要自己感到被傷害，就會產生憤怒。

肝臟就像將軍的角色，保護心臟不被侵犯，正常的狀態下，如果心氣夠強大，就不容易受到外界的情緒或事物所影響，當人不會感到自己有受到傷害的威脅時，肝氣是不反應的；若是心神已經失調，心無所主的時候，肝臟就有保護主人的義務，表現出疑神疑鬼、被迫害情結等狀態。

肝臟對於人我關係是很敏感的機制，相當於外在環境、人與事的應變能力。

我們需要透過人際關係維持生命永續，然而也需要適當的設定界限來保有自我，舉凡兄弟姊妹、上司與下屬、婆媳與夫妻、父子和母女等等，都是人際關係中需要協調與磨合的角色，一旦在這類的關係中失調而壓抑自己的心神時，肝臟就會出現代償的反應；所謂的代償，就是在實體器官上，因肝氣的抑鬱或需要釋放而出現自我傷害的病變，例如像自體免疫攻擊的疾病、過敏性疾病、肝氣犯胃引起的胃食道逆流、腹部脹氣引起的食慾不振等。

疾病多具遺傳性

有些特定情緒是屬於針對性的人際關係，女性肝氣不紓，多以家庭成員失和或是自我壓抑為主，例如子宮、乳房、貧血方面的病變，多與自身有關聯的女性長輩或上司的壓力為主，對於直系血親而言，即便住處相隔甚遠或是平日很少互動往來，也很容易因血緣的頻率影響，導致親子或隔代之間出現相同的疾病，子女也會因潛意識願意代償父母受病而生病，倘若我們一直無法認知到每個人都是獨立的個體，也具備獨立的人格，便很難超越來自於血親的影響；男性在肝氣不調的成因，多來自工作上的壓力與人際、渴望公平性的對待為主要因素，與自身的男性長輩或上司等等，男性不若女性有子宮作為代償情緒的器官，所以一旦生病便直接命中臟腑的部位，無論男女，如果在情緒上仍維持自己的思惟習慣，即使積極治療而康復，也會因情緒的慣性而復發，這也是以心因性為主的疾病較難根治的主要原因。

渴望在關係中得到安全感

若是父母重男輕女，容易因自身性別受到輕視而好發內分泌失調的疾病。與父母的關係失調，除了影響肝臟，也會牽連腎臟。身為靈魂的器官之首，它反應的不僅僅是現世的疾病，當事人的疾病也會影響到下一代的身心狀態，例如情緒、處理事情態度、思惟邏輯會被子女複製時，與肝臟有關的疾病也會發生在血親身上，例如肝炎帶原者，狹義的人際關係中，肝與腎直接對應的是父母和子女的關係失調，二者之間是以「控制慾」來索要安全感；肝臟需要的安全感來自於子女的服從性，父母容易以自身的權威要求子女來完成自己的目的，藉以顯現存在感；腎臟則是以物質或金錢滿足來要求子女回饋，肝腎二臟的共通性多來自於較傳統和保守的大家庭，也會以責任和義務要求子女符合整體家族的期望。

做善事討功德

自我保護通常指的是人我關係的界線，肝臟對於人際關係的平衡是十分敏感的，所以任何與人際關係障礙或失衡的時候，就會想要替心臟出頭，這是讓主人免於承受委屈求全的狀態，倘若主人喜歡扮演「好人」的角色時，會內傷的是心臟和肝臟，主要原因在於，透過付出而得到回報的善行來自於匱乏的思想，自然法則中不會管行善積德的代償行為，要明白疾病不會分好人或壞人，人不會因為做好事就領到不生病金牌，當我們真正活出自己真實的樣態時，也比較能放下罪惡感，選擇過著輕鬆無心理負擔的生活，所謂的好或壞的行為意圖、都是人性為了掩飾自己真實狀態的面具。

行善是一種能力，當自己的能力還不到助人的火候時，就不要一味的表現善良，以行善的名義帶給別人更多的麻煩，真遇到自己解決不了的事情時，理由都是我是好心的、我不是故意的、我沒想太多等等，要知道遇見這種總是留下爛攤子、讓別人善後的人是很令人絕望的；除此之外，更習慣以善之名、號召群眾的力量共襄盛舉，真有能力的人，必定直接應援且量力而為，不會事事靠著群體力量才能行善，有功發起者最棒，有過則全體共同揹黑鍋，更多的是愚者被有心人利用善行而浪費資源，讓善意徒增遺憾，這種現象在許多團體中屢見不鮮。

當肝臟在應該要出面保護卻壓抑不去反應的時候，久而久之出現壓抑躁鬱而衍生出逃避現實的成癮症，肝臟生病時，很容易出現疾病移轉或是整組消化系統失調的情況；情緒上也會牽連別人，即使自己不好過也不想讓別人好過，如果立場對立或是價值觀不同的時候，也會激起對抗的情緒，甚至用語言辱罵和羞辱對方引起更大的衝突，這些特質都跟木無限擴張的特性有關。

肝的情緒課題——人際關係失調

如果說憤怒本身就是一種負面能量，那我們如何看待負面能量？假裝沒這回事、委屈求全、避重就輕、假裝不在乎，這些都是已經發生但我們在心中刻意忽略，事實上就是我感到受傷了，我受到委屈與壓力了，先承認自己已經受到影響以後，就會有一種放過自己的釋懷感，此時憤怒便不再是負面的情緒，而能轉化成自我提升的動力，激勵自己活得比曾經傷害自己的人更好，這是憤怒能量帶給我們的提醒。

肝臟氣血失調綜合評估

【女性生理期】血量變化：二十八天週期縮短或是提前多為平日較壓抑，生理期時內分泌變化釋放壓抑的情緒所致；若是延長超過三十五天以上，持續兩次的生理期，可以判斷有血虛貧血的症狀。

【睡　眠】易淺眠，入睡困難是超過十五分鐘仍無法入睡，失眠至少二至三小時，甚則失眠到清晨才能入睡。超過子時熬夜不睡或精神最好（可兼參考心臟綜合評估）。

【食　慾】餐後容易脹氣。

【水　　分】不渴但喜歡喝酸甜或苦味的飲料。

【排　　汗】睡眠時容易流汗，生理期間更明顯（可兼參考心臟綜合評估）。

【家族疾病】肝臟疾病、慢性胃病或十二指腸潰瘍、膽結石或發炎、痛風等。

【溫度觀察】容易足冷或腳踝屈伸不靈活，腳趾甲薄脆或角質增厚顏色暗沉。

【體感觀察】固定或時常會左側偏頭痛、頭悶痛和肩頸僵硬，多為血路不通缺氧，右側偏頭痛多為情緒鬱悶，腳趾易抽筋（可兼參考心臟綜合評估）。

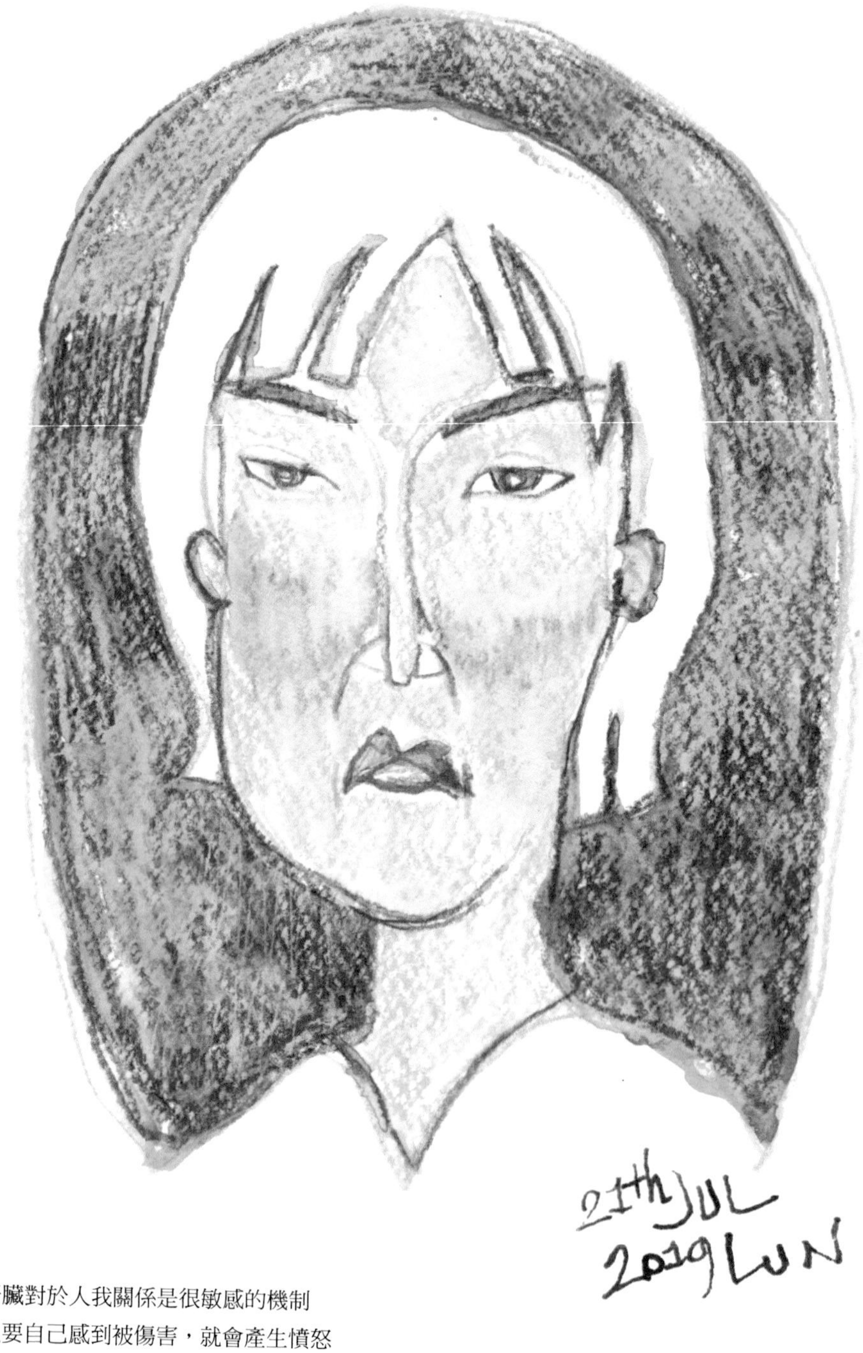

肝臟對於人我關係是很敏感的機制
只要自己感到被傷害，就會產生憤怒

喜悅——期待被認同和證明自己有用

喜調動心氣，氣機緩而散，令人胸悶氣短。

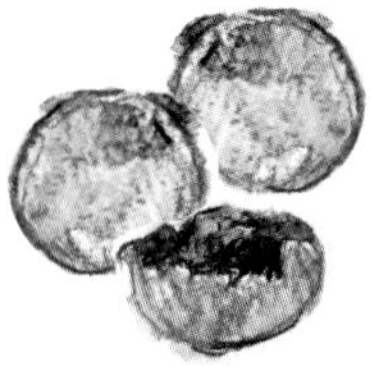

透過依附關係找尋存在的意義

心反映的情緒是喜，照理來說，喜悅是人表達愛的方式，當我們覺得自己的愛是匱乏的時候，難免會渴望從別人身上得到類似的感受，我們會因為過度向外索要而忘記了如何感受自己真實的需求，生命其實是自得其樂的，那種愛是由內在反映出來而無法私藏，擁有分享的能力代表豐盛，當我們一直需要外在的肯定和認同來定義自我價值的時候，無論是哪一種關係的維持也都會是短暫的；我遇過許多女性，曾經情傷，所以對於展開的新戀情非常沒有安全感，時常跟另一半求證是否愛她？為什麼是愛她而不是愛別人？要求另一半不斷地保證會永遠愛她，不離不棄，甚至要求要有共同的信仰作為保證，這樣的感情脆弱到連婚姻都無法帶來保障，分手或許是顯而易見的結果。

喜為何能夠傷心？如果喜悅的氣氛不是從內而外的滋養自己，而需要透過外在的任何因素，如另一半必須關心自己才能感到快樂、透過吃甜食來讓自己開心，孩子用功、有教養，才有面子，覺得有成就感等等。我們等於把喜悅的權利交託出去，這樣的「開心」是有控制成分的，如同上述沒有安全感的女生，對於感情有著近乎偏執的控制慾，害怕孤單而無法享受情感的交流，或是為了維持關係而隱忍另一半的惡習，這在許多遭遇家暴卻仍然選擇忍耐的女性，甚至以孩子需要完整家庭而維持現狀，在許多自卑感很重的女性身上失去自救的能力，連帶讓孩子處在身心受創的環境風險中。

渴望被認同和證明自己有用

沒有一個人需要承擔另一個人的生命模式，也沒有一個人有責任義務取悅另一個人；所有的物種中，只有人類自己在找尋所謂「生命的意義」，其他的動植物都是隨順本性的成長著，一粒種子不會抱怨自己為何飄落在貧瘠的土地中，也不會抱怨等待幾十年才有天時地利之便能夠發芽、生根。只有人，被時間控制著，如果違背了社會價值觀或是家庭期望，就會產生罪惡感，所以要改善對愛匱乏的狀態，在我們自身還不夠強大的時候，就靠近自然環境生活一段時間吧，只有大自然是平等地看待每一個生命，我們不需要對大自然證明任何事，不為誰喜，也不為誰悲，沒有批判，也沒有限制，大自然的存在只是具足緣分、展現結果的場所，如此而已。對於狗來說，牠喜歡與人互動是來自於玩樂是天性，除了吃喝拉撒睡以外，狗不會證明自己的能力而討好主人；對於貓來說，除了吃飯會出現以外，基本上牠更沒有渴望被人認同的心思，人類的社會行為已經複雜到遺忘了自得其樂的天性，當生命只有在自己單獨的存在時，才有機會把自己看得「清楚」。

示弱引起別人同情

能量的振動頻率是無法假裝的，當內在感到匱乏的時候，所給出去的能量是期望得到回饋的，一旦內心的出發點是期望回饋的時候，也正是反映自己是匱乏狀態，無論我們做任何對外的付出都容易產生得失心，這樣得到的喜悅會損心氣。心氣足的時候，具備自給自足、自得其樂的特性，無條件的愛存在於自我滿足之餘所散發出來的喜悅，分享是不求回報的，如同陽光一樣，給予整個太陽系滋養而無須回報。

當心氣不足的時候，除了反映在脈象與循環管道的失調以外，也會渴望尋求外在力量支持，而出現討好、討愛的特質。示弱對於吃軟不吃硬的人來說是激發保護慾的情感，一般正常人會同情和包容弱者，所以也容易被有心人利用常人的同情心來詐騙財物，它也會被親友或另一半作為情緒勒索的手段，通常習慣用示弱來達到目的的人，很少會想改變自己，我們要能給自己設定停損點學習堅定的拒絕，不讓對方重複用示弱的方式得到利益，即使對方沒有所謂做錯的問題，我們也不要因為拒絕而感到罪惡感。

要別人負責

心氣虛時，腎氣會支援心臟主導生命運作，會渴望性慾，這是為了延續自身生命所激發的本能。若心氣虛損到後期時，也容易出現力不從心、事不關己的冷漠表現，自我放棄也代表著對生命熱情的放棄，所以很容易因沒安全感，對身邊的人緊抓不放、在感情中需索無度。有一味中藥名叫「菟絲子」，其特性是利用攀緣性的莖攀附在其他植物上，並且從接觸宿主吸取養分維生的植物，菟絲子的天性是強大自己折損宿主的狠角色，植物界裡幾乎沒有天敵，對於環境的適應性很好，所以菟絲子對於農業和生態有著較大的影響，它的特性對於某些人來說是一種生存的行為，遇到此類型的人，即便是親人，也應儘量保持距離敬而遠之。

心的情緒課題——自我肯定

心主導自我表達的能力，愛自己的生命，也愛分享生命經驗，這是心臟最強的能力，它是掌舵者，也是靈魂的主宰，在這個前提之下，心氣決定了人不生病的能力。倘若從小被壓抑這個部分，父母因孩子的直心而不斷制止時，久而久之就會影響孩子表達的能力，當孩子啟動了察顏觀色的模式時，長出多一層的心思，會影響的就是心和脾二臟，它會反映出好吃甜食、沒有安全感的心脾氣虛的現象，許多孩子突顯出語遲、口吃的問題，對於渴望被理解的情感，如果沒有適時的抒發而有宣洩出口的話，情緒會更加壓抑而封閉自我情感，變得不敢展現真實的自己，並小心翼翼地迎合別人的期望；直到有人具備了很大的耐心和引導技巧才有可能重新打開心房，否則很容易無法表達真實的心聲而習慣過著壓抑的人生。

無法自我肯定的情況通常來自於家庭教育的問題，父母的控制慾強，或是權威專制的教育方式，除了子女從小害怕犯錯以外，也會不敢發表自己的想法；若在成人身上則會時常引用他人的話來證明自己的說法，若想了解他真實的想法時便會藉故轉移話題，放在社群網站的觀察，對於只有分享文章而沒有自己對於內文的見解時，也會因害怕被質疑而隱藏自己。試著多與個性隨和且客觀的人交朋友，或是先參與歌唱活動，對於舊有的習慣，如果想要嘗試改變的時候，就培養一個新的習慣，漸漸熟悉以後就能夠取代舊有的慣性，並開始用自己的步調和頻率生活。

心臟氣血失調綜合評估

【女性生理期】心悸、多夢、頭暈、胸悶（可兼參考肝臟綜合評估）。

【睡　眠】不易入睡，或淺眠多夢，容易在睡前感到孤單（可兼參考肝臟綜合評估）。

【食　慾】容易在午餐後嗜睡或午睡。

【水　分】時常感到胸悶而喘或有重物壓迫，喝水後更加重症狀。

【排　汗】從事靜態活動容易流汗或感到嗜睡易喘，或只要感到緊張手心就容易出汗，運動超過十分鐘仍出汗少或無汗。

【家族疾病】心臟疾病、高／低血壓、腎臟疾病（可兼參考腎臟綜合評估）。

【溫度觀察】手冷、頸部大椎穴周邊皮膚溫度偏涼。

【體感觀察】肩頸僵硬、上背痛、易落枕，容易頭悶痛或刺痛，心跳偏快或偏慢、心律不整。

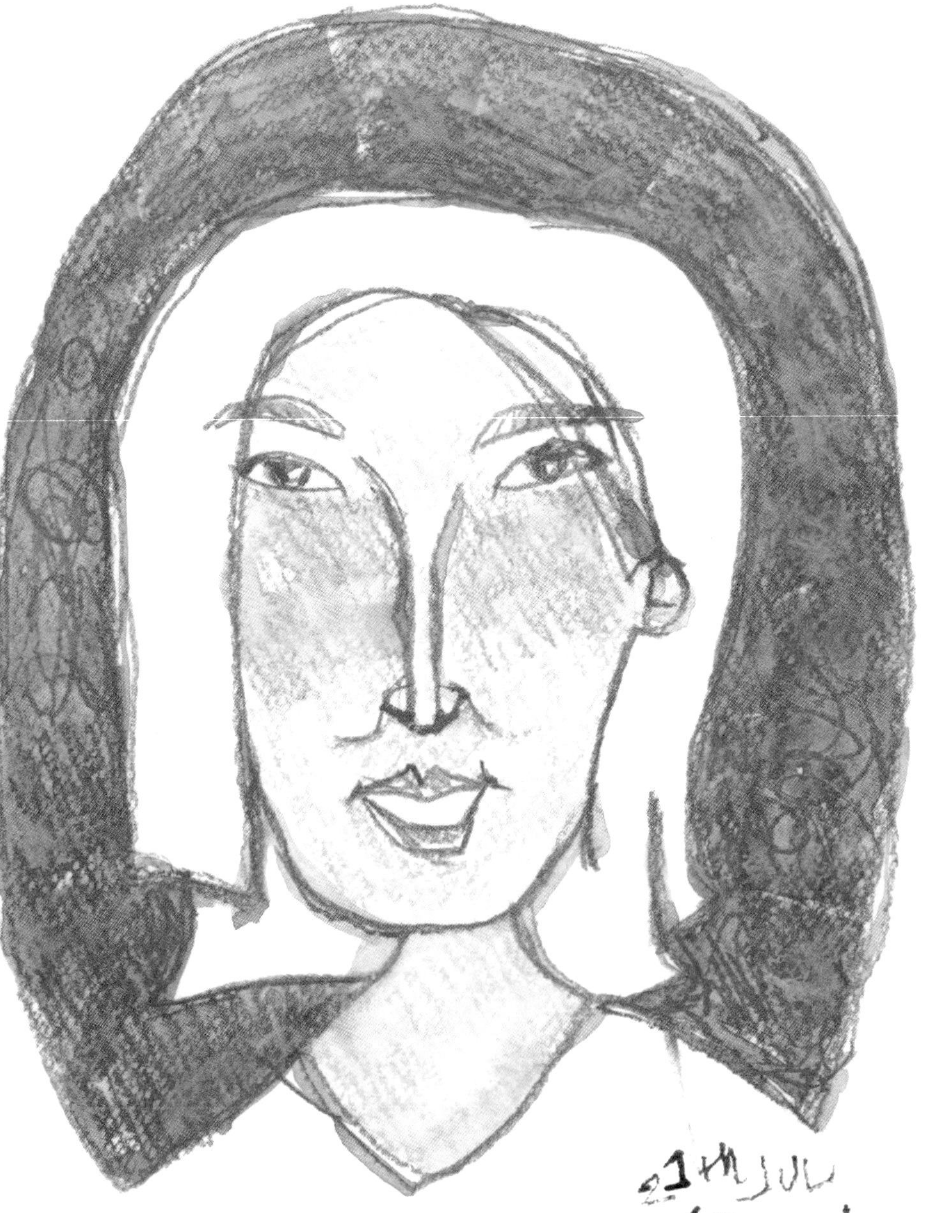

心主導自我表達的能力

愛自己的生命，也愛分享生命經驗

思慮——鑽牛角尖又經常往壞處想

思慮調動脾氣，氣機糾結不散成氣結，造成經絡或三焦氣滯不通。

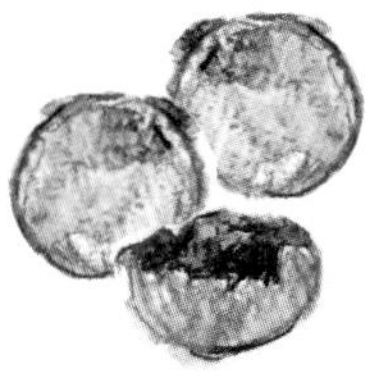

「思則氣結」是氣鬱阻滯氣道影響氣機運行的狀態

思慮本身就是把氣凝聚的模式，思慮與意念的差別，在於思慮通常是指煩惱，自己受困在無法解決或容易感到無能為力的人事當中，意念是從一個靈感或自己想要達成的目標，無論過程困難與否都想辦法盡力克服，直到完成的過程；人的煩惱，大部分都不是跟自己有關的事，通常是接收到許多外在資訊而感到無能為力，或產生悲觀消極的想法，許多修行都教誨收攝自己的頭腦，意念不起、煩惱不生，頭腦是很厲害的工具，如果我們能善用它，它會幫助我們以邏輯思考的方式解決問題、實現自我，如同金錢的概念一樣，賺錢是為了我們可以達成更多的理想，而不是成為賺錢的工具，思慮容易陷入鑽牛角尖的困境中，而意念是提出問題和找出解決辦法的能力，這是思慮與意念最大的差別。

凡事都要按照我的步驟和期望完成

情緒的變化讓內分泌產生變化，在唾液上的影響就會促使味覺的改變；除了情緒以外，執著原則與固執的性格，也會讓肌肉不夠柔軟、肌肉彈性不足無法放鬆，脾胃衍生出的情緒會以思慮、控制慾的模式為主。情緒是氣的變化形式，它會影響體內酵素分泌，進一步改變我們對飲食口味的選擇；若是感到孤單、需要被安慰的時候會渴望吃甜的，比較容易壓抑的性格會喜歡吃辛辣刺激的味道，為生活奔忙或是對物質匱乏沒有安全感的容易吃重鹹，思緒過多容易想要吃含有苦味的飲食，如咖啡、茶等等。

除此之外，要求完美和過度重視細節的人，也很容易被自己的計畫困住，一旦其中一個流程出現問題，很容易卡關而難以繼續，或是執著在糾錯和責任歸屬上耽誤執行進度，這種對於事物控制慾強者也容易在取捨之間難以抉擇，反而錯過良機而重複失敗。

鑽牛角尖又經常往壞處想

脾臟出現情志失調的時候，影響到的是其他四個臟腑，例如心脾情緒的人多渴愛，會在食物上嗜吃甜食，透過控制慾來滿足情感上的索討；脾肺情緒的人多鬱結，容易對人生的未來感到沒有方向，或是自我要求無法達到時，會出現自暴自棄、人我分離、陷入挫折感的牛角尖裡；肝脾情緒的人多生悶氣，得失心很強，動不動就會以死要脅來達到目的；脾腎情緒的人什麼都想要，潛意識對於物質十分沒安全感，很容易把住處或身體當作倉庫囤積物質或靠吃來填補空虛，甚則以物質的安全感做為人生目標。

這類型的人會以負面的思想預設立場，並且會強化甚至促成了事件的發生，有些女生會因為在感情關係中遇到挫折，恢復單身以後，舉凡再跟異性互動的時候，就認定對方會犯全世界男人都會犯的錯，並以這類型的語言有意無意地挑釁對方，直到另一半真的無法忍受時，又在語言中添加柴火說對方開不起玩笑、印證自己直覺是對的等等的說法，這種習慣性質疑別人卻大多是自己臆想而來的人，不僅消耗別人也消耗自己，甚者會無法分辨事實跟想像而活在自以為是的小劇場裡。

腦神經衰弱之愛操煩

情緒化的另一個面向就是純理性，對於純理性的人講求的是邏輯思考的特質，若說情緒化的控制慾是從外在抓住資源，理性的控制慾則是對自我的期望和標準要求很高；雖然出發點不同，但兩者都容易因控制慾而出現脾胃失調的問題。對於理性型的人，影響的部位會以頭頸部、頭髮、乳房、胃部疾病、肌肉組織和血管壁彈性等實體器官組織失調的疾病，脾主肌肉四肢、脾主思慮、主運化水穀，把養分先供應到最需要的部位（腦），思慮過度則耗元氣，頭髮早白或掉髮，甚則用腦過度而早衰、少動多用腦而消耗四肢肌肉，且腹部常水腫或氣腫，為達到自我期望的目的而廢寢忘食，過度專注而忘記呼吸，常會出現身體能量耗盡而出現猝死現象，都是過猶不及的性格。

脾的情緒課題——頭腦與控制

脾臟就如同軍師一樣的角色，帶兵講求兵法運用，解決問題講求事半功倍的效果，養精蓄銳，安養四臟；脾虛則心不安，脾強則耗心氣，脾主中土，講究的是有功但不居功的協調性，功高震主則容易自私自利，而無功受祿則容易成為沒有主見而依附型的特質。脾胃的情緒症狀，食療多屬不易，原因在於個體本身需要能突破既定模式，才能跳脫習慣的綑綁，若觀念不能轉變，食療的功效會因此而打折甚至無效，它會因個人對於食物的起心動念決定食材的效果，脾胃失調的人最符合的一句話就是「一念天堂，一念地獄」，往往一個轉念，是有機會逆轉勝的。

脾臟氣血失調綜合評估

【女性生理期】七日經期延長，子宮有下垂感或經期期間小腹脹大脹氣。

【睡　眠】感到睡不夠，白天容易犯睏，需要靠飲食提神，傍晚漸漸有精神（可兼參考肝臟綜合評估）。

【食　慾】餐後容易脹氣或疲勞，無飢餓感或少量進食即飽，味覺改變或吃不出味道。

【水　分】很少攝取水分，幾乎沒有口渴的感覺，喜好甜味飲料。

【排　汗】出汗容易有濕疹，腳氣或黴菌感染，容易有腳臭困擾，皮膚較無彈性。

【排　便】較稀、較粘、便祕兩日以上，慣性腹瀉。

【家族疾病】慢性胃病或慢性鼻子過敏、痰多咳嗽、乳房或子宮肌瘤。

【體感觀察】

冬天怕冷夏天怕熱、排尿量偏少，皮膚觸感偏涼，習慣駝背（可兼參考肺臟綜合評估）。

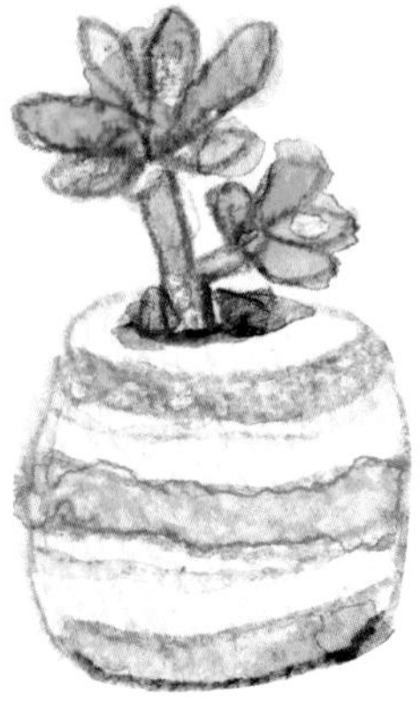

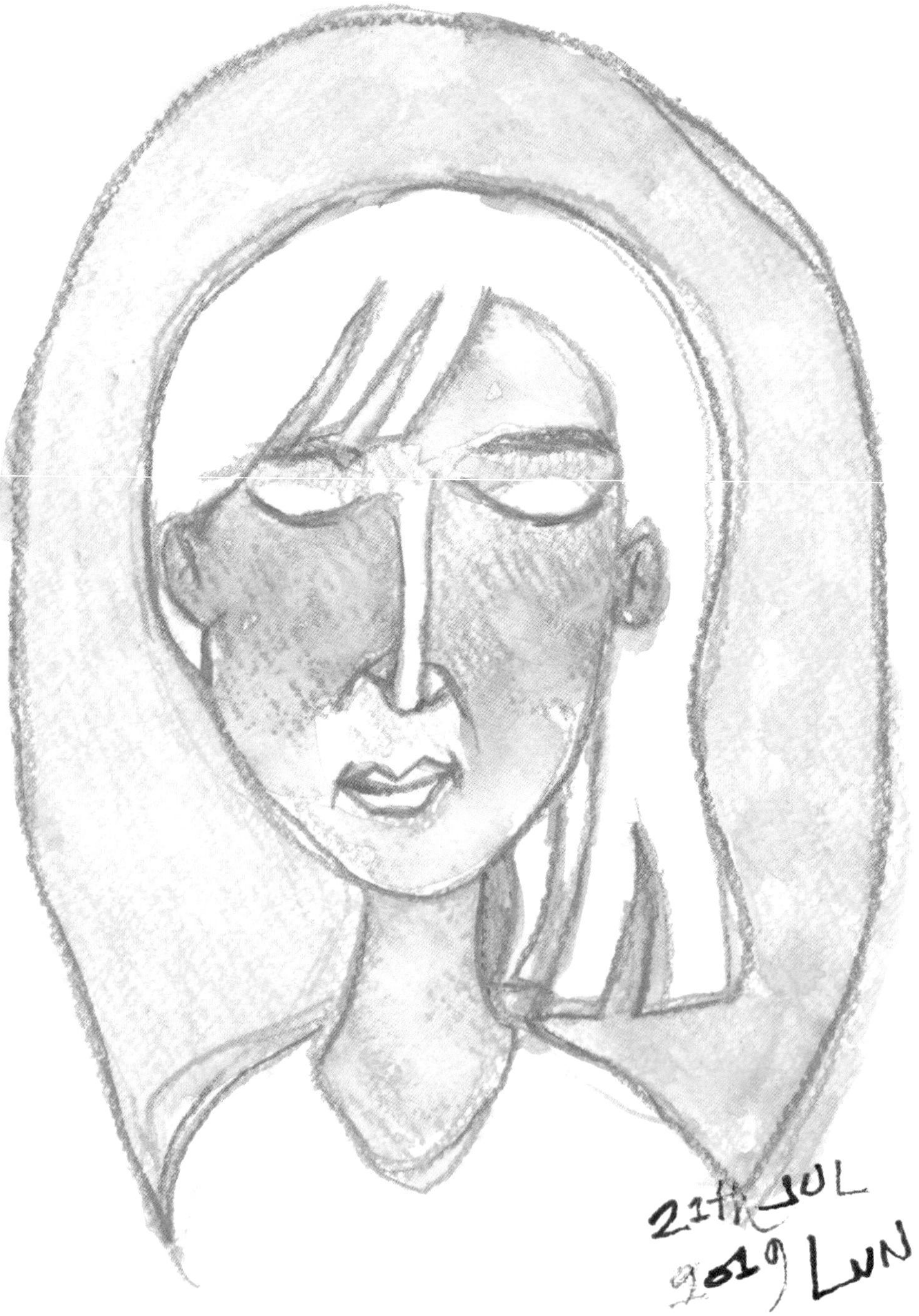

脾胃失調的人最符合的一句話
就是「一念天堂，一念地獄」

悲傷——陷入批判與逃避的循環

悲調動肺氣，氣機消散不聚，容易耗散宗氣而失音。

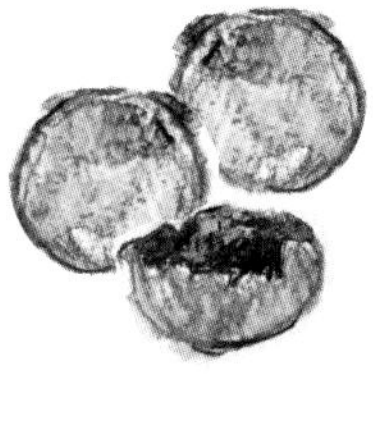

生離死別是生命不能承受的重

肺在五臟中的角色非常重要，當人無法自主呼吸的時候，也意謂著其他器官衰竭的象徵，人往往在一種悲傷的情緒中走不出來時，就很容易在肉體活著的時候渴望死亡，對肺來說，死亡只是人體裡面的的氣回歸到大宇宙的差別，這種最初始的分離也是在肺主憂傷情緒中最主要的情感。

人的出生即是與大我分離，所以離別很容易觸動到靈魂最深處的悲傷，死亡的課題所帶來的啟示，在於我們意識到人和萬物的壽命是有限的，如果能在有限的生命中透過肉體生命顯化自己感悟到的內在靈性，活出靈魂本來面目的生活，魄力會超越對肉體生命的限制，亦不會因此感到悲傷。

為賦新詞強說愁

肺的生理作用與整體的免疫系統有直接的關係，當自我批判或自我否定的時候，免疫系統會把自己當成假想敵人攻擊，為何我們會不想讓自己好過？有時一念之間會覺得苦難是堅定磨練心性的方式，如果持續地認知自己此生不值得有幸福美好的結局，我們也在潛意識中種下悲劇的種子，或是為了創作出驚世作品體驗邊緣人生而容許自己受到情傷或人生波折，甚至不惜染上惡習或成癮症，一旦入戲太深時，也會忘記初衷、失去人生方向而真正嘗到苦果。

用苦難來體驗人生的人，本質上是招黑體質，不僅自帶仇恨值，個性上也十分拉仇恨，活在痛苦中而不想脫離痛苦，有些人老是會埋怨自己的婚姻不幸福美滿，問他們既然過得不好為什麼不離婚？回應的說辭不外乎「習慣了」、「沒辦法」等，每次遇見又都苦著一張面容，似乎生活中沒有感受苦就沒有活著的感覺，長久傷懷悲秋的人也把原本的魄力底氣耗完，成為優柔寡斷的人。

被支配的人生

個性較壓抑的人，或許從小就有反覆皮膚過敏，或是長年有異位性皮膚炎的困擾，這個疾病困擾多為心因性誘發，為何壓抑的人很容易發生？壓抑除了是性格使然以外，也包含父母本身是掌控性很強也容易焦慮的個性，除了不容許挑戰父母以外，也無法忍受犯錯和發生有損面子的行為，家庭環境基本上是一言堂，愈是容易焦慮的大人，愈容易養出異位性皮膚炎的孩子；有時符合大人的期望只是為了緩解大人本身的焦慮，若是大人情緒變化無常，讓孩子無所適從時，孩子長大以後也容易複製父母的思惟模式，而產生跟父母類似的疾病。當孩子出現反覆發作的疾病時，試著透過孩子生病所表現出來的訊息，觀照自己是否有情緒上的壓力或焦慮。

聰明反被聰明誤

內生的情緒很容易干擾氣脈的流暢度，這也能夠理解為何修行人比沒有進入修行的人更容易出現走火入魔的問題，當外來的訊息被自己的執念誤解，或是自身的起心動念召喚了相應磁場的能量，就會容易產生氣脈的紊亂而消耗了自身的元氣；所以無論是練氣功也好、選擇修行或修習瑜伽也好，只要身體沒有愈練愈健康時，要考慮自己內心是否被負面的念頭持續的干擾著。一旦有了修練的開始，我們的身體與內在就會開始重組出與這個虛空相應的頻道，心想事成的能力，會隨著精進的持修超越時間與空間的概念而加速顯現，當心念不正或是執著於結果時，就會招來執念的反撲。

每個人基本上都具備許多先天或後天培養的能力，有時候放著不用，為的就是挑戰自己生命的韌性，就像出生在豪門的後代，不靠自家豐富的資源，憑藉自己的能力白手起家，這樣的成就感遠比有現成資源直接成功還來得有底氣；當內心總是冀望得到金手指來逆襲人生時，仍是在依賴這些資源時，最終會被現成的資源迷失自我，或是害怕失去現有的根基疑神疑鬼，如同掌握生殺大權的帝王，仍著迷長生不老而讓自己的地位永恆不滅，最後仍無法掌握所有而殞落，把原本改革的初心也一併埋葬了。

肺的情緒課題——批判與逃避

善與惡、陰與陽，舉凡二元性的判斷上是十分明確的，如果打破這樣的原則時，有可能因此壓抑而產生悲傷，在個性特質上也會有「想要表現自我」和「無法表現自我」的內心衝突，一旦這樣的衝突產生壓抑的狀態時，很容易因失去了生命的自主能力而出現憂鬱症。當我們面臨與宿命有關的人生課題時，如果遇到內心有壓抑與抵抗交戰的情緒，比如被家族逼婚、承接祖傳事業、被迫接受長輩期望的生活模式等等，就很容易產生與肺系有關的情緒疾病。

當自己必須委屈和認命仍心有不甘時，抱怨和冷漠會成為主要的情緒表現，肺具有殺敵一千自損八百的特性，對當事人通常會用冷暴力，然而對於非當事人則是借題發揮自己的憋悶，氣悶到深處無處抒發時，除了胸悶氣短以外，也會以自殘的方式發洩，讓自己不好過之餘也讓關心他的親友難受。在職場上若總是感到懷才不遇，或對於人情世故淡泊，如蓮花不沾染俗氣而忽略人際關係，「水至清則無魚，人至察則無徒」，即便自己理直氣壯，也會顯得刻薄而無容人雅量，與其像個刺猬一般到處批判和衝撞，對於性格自我又面子薄的人，這也是渴望得到別人的認同和接納的一種暗示，只不過畫風傲嬌了些，也顯得十分小家子氣。

肺臟氣血失調綜合評估

【女性生理期】容易在生理期間傷風感冒。

【睡　眠】多夢，經常在半夜三點醒來，但仍可入睡，或容易一至二小時醒一次。

【排　便】大便乾硬如羊屎便，過度乾硬時容易在解便時弄傷腸道而出血。

【水　分】口渴或不渴，喜喝氣泡飲料，不愛喝白開水。

【家族疾病】皮膚過敏、氣喘、上呼吸道疾病、低血壓、心臟疾病。

【溫度觀察】手冷、怕風直吹、冬天怕冷夏天怕熱（可兼參考脾臟綜合評估）。

【體感觀察】頭暈、肩頸僵硬、易落枕、呼吸短淺、運動易胸悶、上坡易喘、膝關節痛或退化（可兼參考心臟綜合評估）。

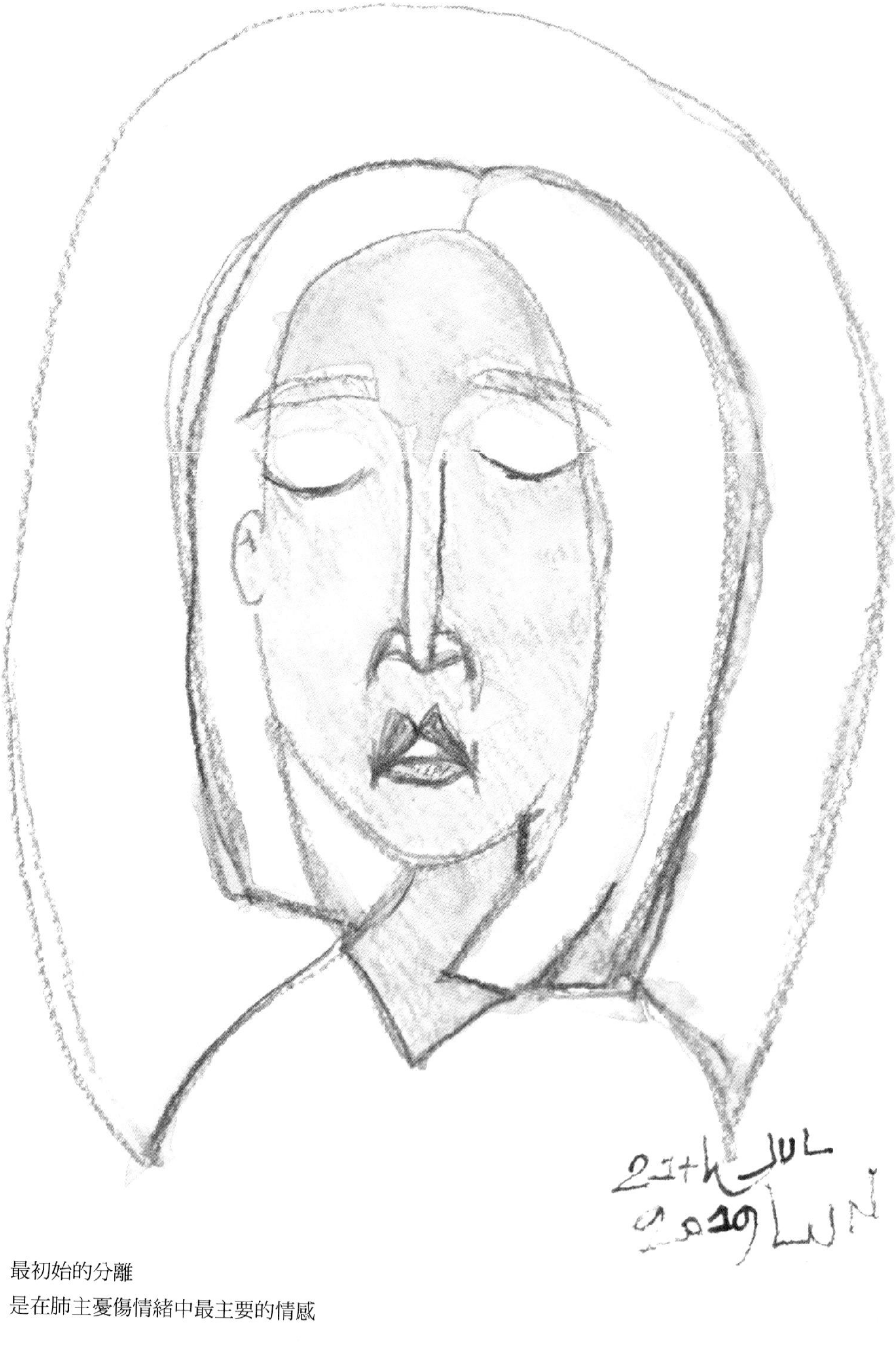

最初始的分離

是在肺主憂傷情緒中最主要的情感

恐懼——害怕犯錯而不敢承擔責任

恐懼調動腎氣，氣機往下脫出，讓下肢乏力。

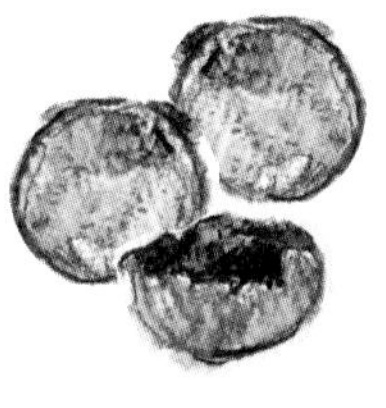

自廢武功的人生

父母對子女的影響到底有多大？身為自家有個問題兒童的父母親，多少會抱怨自家孩子有多難搞定，但深切的說法，其實孩子還記得自己的志向，只不過父母以自己的思惟模式去決定孩子的未來發展，覺得做什麼沒前途、某某事情做了會後悔、某某想法很不切實際等等，強行抹殺了靈魂來體驗的過程。

父母在潛意識認定孩子不如自己，並且沒有給足夠的時間讓孩子學習熟練和發展獨立思考的能力，很多父母看見子女做得不好，會忍不住出手介入，甚至很多作業是父母替孩子完成的功課；愈是捨不得孩子做任何跟生活有關的事時，孩子愈失去獨立生活的能力，如同某些家長不讓孩子學習展翅飛翔，到了該放手的時候卻責怪孩子怎麼不會飛，當孩子無法大展身手的處境下，很容易出現早衰症。反抗期對於孩子來說是邁向獨立自我的重要成長，深受傳統思惟影響的父母，對子女的控制慾強，父母只要孩子聽話，要順從，把上對下的階級意識輸入給孩子，除了控制慾強以外，也習慣用輩分彰顯自己的權力，因為我是你媽、我是你爸爸、我是婆婆、你是晚輩等等的理由維護自己的話語權，當父親要用父親的身分要求子女，而不是用自己本身具有的影響力讓人崇敬和折服時，很容易培養出依附型的後代，甚至成為啃老族。

教養者心智成熟才能培育出獨立思考的孩子

腎臟失調，大多來自父母的期望以及承受傳統或歷史包袱的課題，生命本身具備了解過去、展望未來的特質，如果不是以創造來看待自己的獨立性的時候，就很容易被民族、宿命、道德、家族傳統等等的價值觀影響，我們可以透過過往的歷史思考現在與未來的走向，若是無法因此而表現創造的力量的時候，對於未知或是生命不安全感的恐懼，就會影響我們對於未來的決定和看法。

年輕的時候大多具有探索與冒險的底氣，初始會表現出自我意識是反抗期，倘若在反抗期能夠平衡自己與外在的關係時，就能夠在心智上愈發成熟自主。在教養方面也需要打破必須由親人管教的成見，教養者本身是否成熟才是影響後代心智發展最大的關鍵。

害怕犯錯而不想承擔責任

年長以後容易擔心犯錯、害怕失敗而容易裹足不前，腎氣的多寡會實質決定一個人的志氣是否能夠伸展，它容易反應在更年期後的腎精存量，決定不安全感或出現恐慌的程度。年紀愈長，人生不免會經驗失去的痛苦與失落感，持續失去的過程令人恐慌、沒有安全感，它象徵生命能量也在不知不覺中流失，所以愈是內心感到恐懼的人，愈會渴望在關係、物質需求的滿足，例如貌合神離的婚姻、家庭暴力下忍耐的苦主、購物狂、為鞏固家庭地位而拚生男、為了保有穩定的工作而接受不平衡的勞僱關係等。

恐懼的能量來自於求生的能力，只不過這樣的求生來自於別人的期望，當一切皆按照指令行事的時候，即使工作上沒有在屬於管理階層的位子和薪資，也不需承擔太多職務的風險，由於沒有想要承擔責任而展現不了志氣，長久下來也會有耗氣失志的早衰症狀。

物質滿足才有安全感

以物質追求和鞏固地位為導向的人生，在豪門或連續劇中已屢見不鮮，為了改善家境而立志嫁給有錢人家、為了繼承家業和財產一定要拚生兒子、豪門聯姻多以商業合作為前提等等，即便沒有攀富，工作之餘就是逛街血拚抒壓，已有同樣沒拆封的物品仍想再買，住的地方已經成為倉庫，堆積許多買了卻閒置不用的物品；冰箱塞滿買了都沒吃而過期的食物等。物質的堆積會反映食物在身體的堆積，內心的匱乏會讓身體出現無法代謝的症狀，心因性的鬱結讓應該代謝的穢物也留在身體裡，如便祕、濕氣重、養分無法充分被利用而出現糖尿病的失調，慢性便祕以及濕氣不易排除，情緒反應在害怕失去的恐懼。

腎的情緒課題——失去與生存

想要減少恐懼，就無法期望能維持現狀，當隨機應變的能力愈強時，也愈能克服內心恐懼，志向也可以透過學習能力來判斷，「活到老，學到老」並非空話，它是展現志氣最佳寫照，學習令心志接納變化與新知的能力，也可以擴展身心視野，最好的學習，是無論學習任何事物都保持熱忱，而非勉強自己去接受沒有興趣的事物。

腎的能力和取向多與生存能力為考量，克服生存恐懼最好的方式是學習生活技能，例如烹飪、獨自生活、水電或機器維修、DIY女紅、木工等等，這些與生活習習相關的專業，不僅讓生活有更多樂趣和成就，也能在有需要的時候派上用場，很多看似不登大雅之堂的技能，反而是讓內心安定平靜的修煉，既十分入世且善待自己的身體，現代人已過度依賴可以用錢購買的現成品，當很多民生必須品在製造過程中出現問題時，或因天災引起物價不穩定時，就很容易陷入匱乏的情境而恐慌，或因預期心理而囤積物品，一旦能看清楚人在每天使用到的東西其實不多，當人離開的時候，原本一屋子的物品和情感也都無法帶走，即便是花一輩子時間積攢下來的房產和存款亦然，那麼我們是否真的值得花幾十年的時間努力在本來就不屬於自己的事物上，若是開始思考這個問題，或許會有機會憶起童年曾經許下的志願，有勇氣重新出發走自己的路。

腎臟氣血失調綜合評估

【女性生理期】量少，生理期間僅用護墊、色淡紅或暗沉、經期三日便結束、更年期提前。

【睡　眠】多夢見廁所或是想上廁所，夢見考試或面試場景，或一直在逃難的夢。

【食　慾】口味偏重鹹或油炸類料理。

【水　分】攝取後容易下肢水腫或頻尿，容易感到口渴喜歡喝冷飲。

【排　汗】睡眠流汗，醒來則止（可兼參考肝臟綜合評估）。

【家族疾病】肝腎疾病、痛風、高血壓、糖尿病、泌尿系統疾病牙周病等（可兼參考肝臟綜合評估）。

【溫度觀察】平日容易感覺膝蓋冷，冬天怕冷。

【體感觀察】下背痛、腰骶骨盆痠痛、膝關節退化、白髮突然增多、皮膚暗沉無光澤、牙周病等（可兼參考心臟綜合評估）。

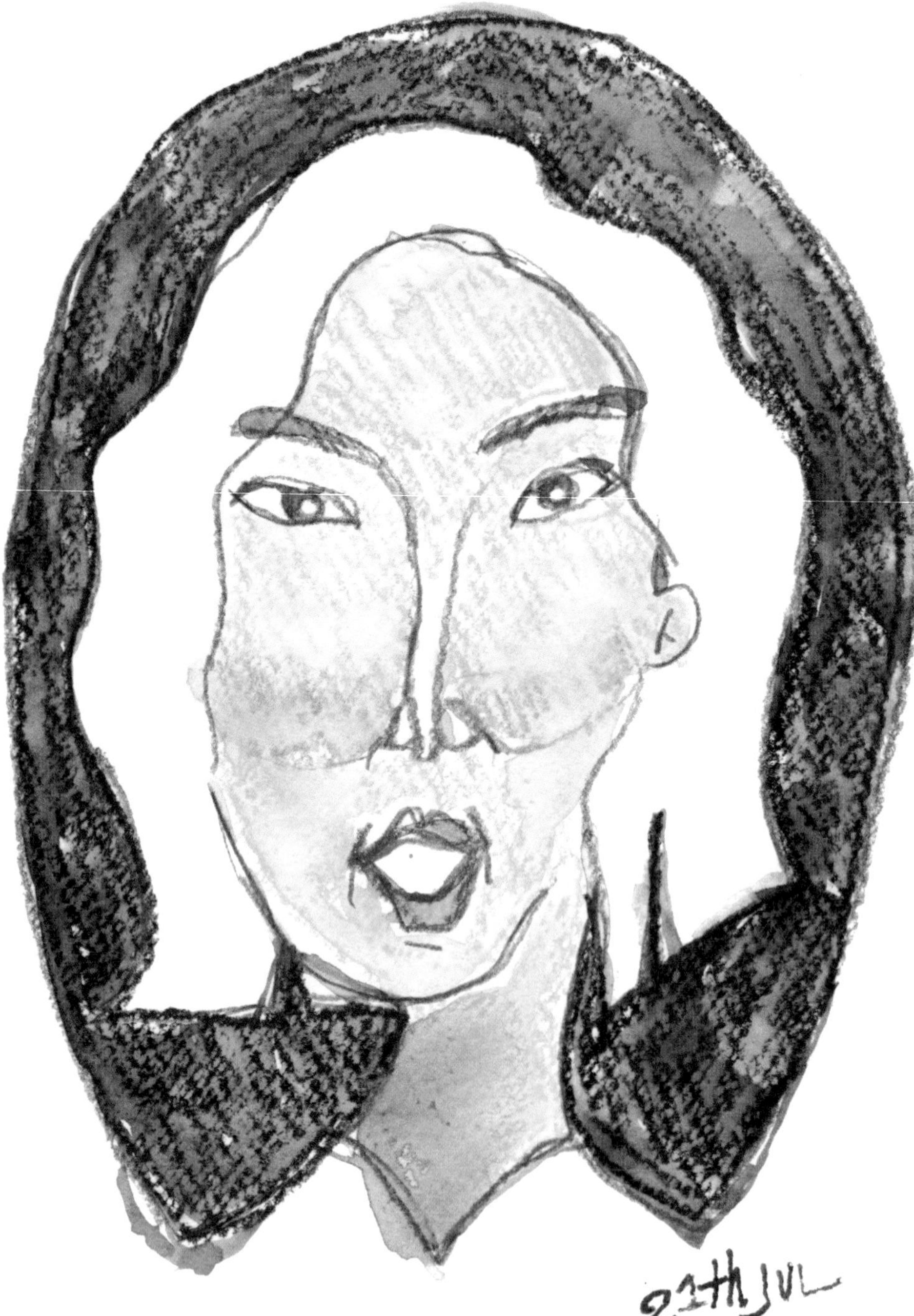

腎氣的多寡決定一個人的志氣是否能夠伸展
容易反映出現恐慌的程度

第肆章

平衡情緒的十道食療解方

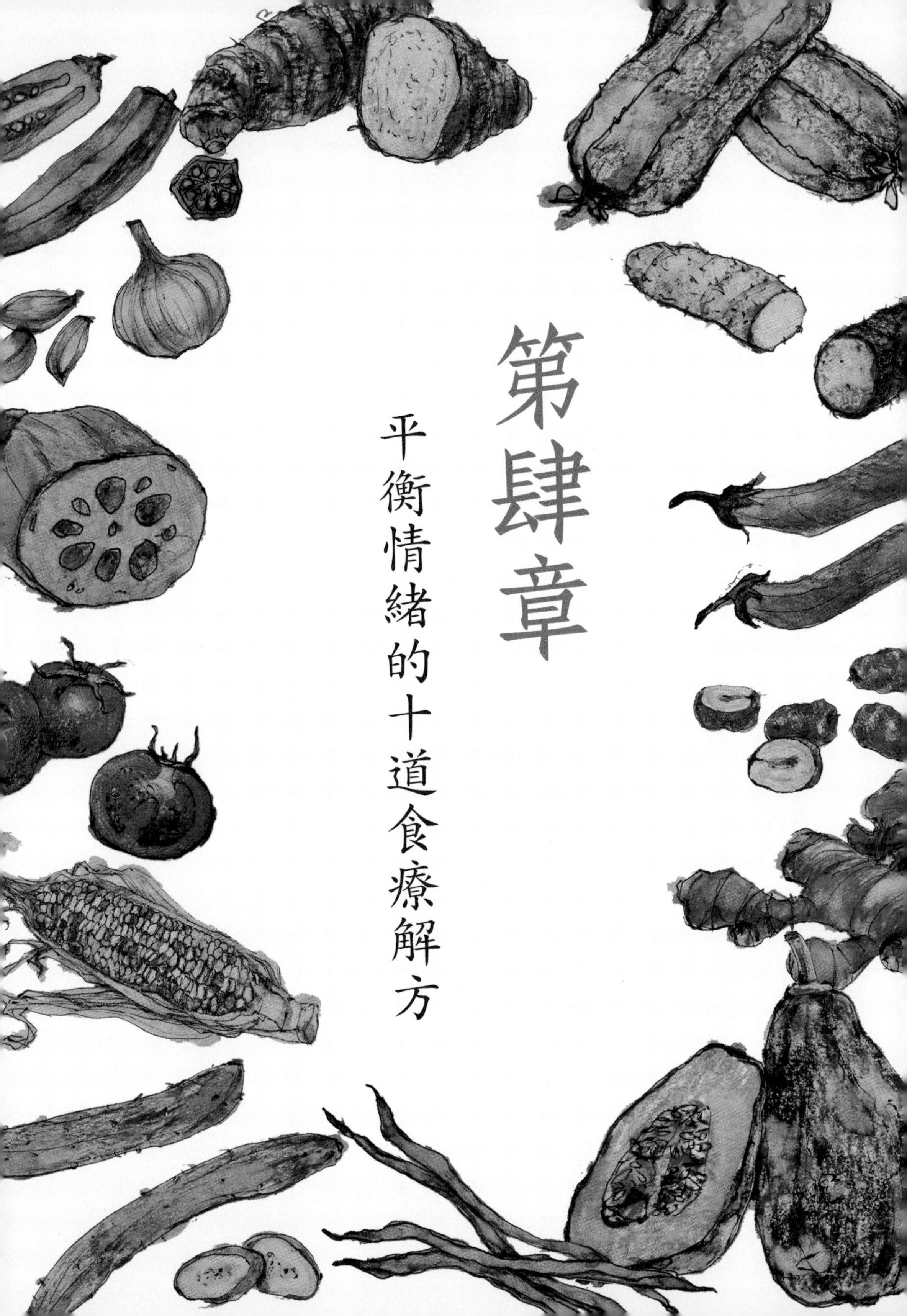

飲食在情緒的紓解上，大致分成補氣和養血兩個大方向，情緒在人體中是以「氣」的變化對人體產生影響，所以食療對於氣的調理，不外乎理氣和補氣的方式。氣在人體中積聚不通的時候，容易有發炎發熱的症狀，理氣多用於生悶氣、心情鬱卒、氣到沒胃口或容易焦慮的情緒反應。氣在人體中出現消耗不足的時候，容易有虛寒、虛勞、代謝能力弱的症狀，補氣多用於提不起勁、沒有動力、沒有方向感、心灰意冷等等的情緒反應。

氣是維持人體生命循環和代謝的能力

肝氣主導人在日間活動的能量

肝氣失調時容易化熱化火，肝火會向上發展，讓所到之處出現乾燥失養的狀態，也容易耗傷血液，讓血液變得濃稠沾粘而出現血熱或發炎的症狀，肝氣強的時候，對於脾胃也會造成壓力，肝氣犯胃容易抑制脾胃消化的功能而出現脹氣脹滿的症狀。當血虛嚴重時，肝氣也會因蘊熱而出現血燥，引起高血壓、偏頭痛、失眠，甚則暴怒的症狀，如果我們只是控制或治療症狀，卻不探索症狀背後的原因，會因為反覆發作而誤以為無法根治這些症狀而終生靠藥物。

心氣主導自我表達的能力

我們會渴望把內在感受到的心情，樂於分享出來，這是與自己以外的人事物產生共鳴的方式，某個意義上，心在感受性是有些主觀的，我們會渴望對某些人事物的接受度較多，相對也會刻意關閉我們不想感受的部分。心臟有時候會強迫自己不表達，一開始如果用欺騙的方式表達，其實我們的內心是知道的，知道卻無法反映真實的時候，就會壓抑心臟分享的能力，個性上也容易瞻前顧後、展現不出自己真實的樣態，有時悶氣就會堵在咽喉之間，若有許多話說不出口，會出現不明原因的咳嗽、胸悶氣短的症狀，這是強迫自己不表達的現象。心臟氣鬱的時候最常見的就是心悸胸悶。

脾氣掌握肌肉組織的營養來源

脾臟除了協助消化與吸收以外，也掌管肌肉和血液中的含氧量。氣足者，精氣神皆飽滿，氣虛者，則有慢性缺氧的症狀，肌肉是儲存氧氣或耗氧的部位，人體最需要維持不間斷供氧的器官是大腦、心臟和腎臟，而大腦的運作效率又跟脾臟有直接的關係，我們即使不運動，也會因用腦過度而大量耗氧，出現氣虛的體質，所以與腦的保養或預防腦部退化的方向也會以補脾的氣血為主。脾病主困（睏），它也反應在四肢肌肉缺乏彈性和肌耐力不足，在成長方面，雖然腎主骨，主身高的發育，但營養的吸收是依靠脾胃在運作，所以不能僅考慮骨頭的發育，也必須考慮身體的吸收運化能力，脾常見虛證，脾虛的時候容易沒有飢餓感，調理時先以改善食慾的方向為主，不要為了維持固定的用餐時間而強迫餵食。

肺氣主管人體經絡和免疫系統

氣會停滯不走的原因有脈管阻塞、氣虛血瘀引起的氣滯、情緒因素、痰濕，外感的風、寒、濕邪引起的氣滯，以及喜食冷飲冰品引起內寒造成氣滯，只要氣不流通，就會影響身體代謝。或有肥胖、或有水濕、或有便祕、或有筋骨煩疼等，血虛使人瘦，營養不良，但氣虛易使人腫滿不舒服，缺乏動態循環，這算是最大的區別。冷飲容易影響肺的陽氣和讓腎臟受寒，當腎臟受寒時，肺氣也不容易進入腎臟收納而出現喘症，某個層次來說，肺是直接接受天氣而來的滋養，所以它也是進入修道／氣功／長生的捷徑。經絡是氣的通道，經絡失調的特徵就是瘀阻不通，也就是體內的氣聚集在某處無法循環的狀態，氣和血一樣必須循環不息，當氣停滯在通道某處時，就容易出現痠痛或發炎的現象，氣也是推動血液在血管內流動的推手，當氣停滯不動的時候，也會影響血液流動的速度；經絡症狀以物理治療為主，如針灸、推拿、整復、鬆筋、伸展拉筋、熱敷、瑜伽、氣功等皆是，而藥物或食療相對比較偏氣虛補氣的保養。

腎氣維持人體溫度和代謝

人體溫度能維持在三十六至三十七度C似乎很理所當然，它就是生命之火（命門）。當命門之火開始衰弱的時候，人就會開始老化，命門之火會衰微的原因，是我們日常飲食喝了過量的冷飲或陰性物質，或是降低體溫的食物，讓腎氣長期調動出來平衡體溫所致。腎氣最主要的作用，是促進大小便的代謝和維持體溫，腎氣維持體溫的方式，是透過排出體內的水來提高溫度，當人體內水分累積愈多，濕氣愈重的時候，水的陰性會使體溫下降，如同發燒時多喝水可以促進排尿進而降溫的概念一樣，腎氣不足時水濕增加，水氣會停留在下肢或筋骨關節的部位，甚至在肌肉組織之間，導致身體會感到畏寒下肢痠冷的症狀。溫補腎氣兼顧除濕就是主要的調理方式。

養血或血液相應的情緒失調，多以物質的渴望和匱乏有關，血液是陰性的物質，負責滋養人體和輸送營養，當外在的物質無法滿足生活需求的時候，會以血液有關的疾病或症狀來提醒當事者，在養血或補血的過程中，也需要能在生活中滿足自己物質的需求，不能持續的消耗或付出而委屈自己生存的物質基礎。血虛在心因性的原因，大多有血親之間的牽絆，例如孝親費、各類用於家中的貸款或保險費、子女教育費用或生活費，如果家人生病，則會加重經濟的負擔，這類的壓力很容易反映在造血和血壓方面的疾病。

血液是維持人體營養來源的物質基礎

肝臟需要血，當營養來源豐足時，會促進細胞新生和老舊角質代謝的能力，如同樹枝生長新芽嫩葉，女性在每個月的生理期，準備孕育後代的過程中，肝臟也具備了供應血液到子宮的準備工作，樹木會開花，花的特性是腎臟的激素參與了這個過程，而果實是在子宮內孕育而來的，當果實沒有受孕的可能時，就會被身體代謝出來，為下一次的結果做準備。血液能讓肝臟保持平衡與修復能力，當血液無法制約肝氣時，在性格上很容易發怒，那會是不由自主的生氣狀態。睡眠失調對於肝肺二臟的影響很大，缺氧造成白天出現身體乏力沒精神或嗜睡，晚上則是疲勞卻輾轉不得眠的症狀，長期下來，影響身體整體的代謝能力。

肝臟的血液在女性開始懷孕到生產，透過乳房分泌乳汁，這也是肝血轉化的狀態，足厥陰肝經和足陽明胃經皆循行乳房，負責供應充足的乳水滋養嬰兒，如果管道不通，或是母體的肝、胃失調，對於泌乳的能力就會下降，這突顯了肝主筋，主氣的管道需通調無阻的特性。以木來說，如果一個管道不通時，它會阻斷對這個管道的滋養，所以讓管道通暢與滋養，對肝來說是非常重要的，這也表現出如果出現筋傷的症狀，若無法即時治療或復健，筋就會有痿縮的現象，容易出現永久性的損傷或後遺症。

血攝魂——肝血不足時，容易出現失眠症和肝臟發炎

白天的精神意識都集中在對外的人事物的協調上，這其實十分耗能，除了肝臟的能量以外，仍需透過飲食補充能量才能減少消耗，夜晚睡眠則有助於腦部適當的放空休息，讓肝臟的能量在睡眠的過程中充電，若進入深層的睡眠狀態，靈魂甚至能激發累世的潛能和靈感，讓此生有更多發展的可能性。我們這輩子的任何記憶會儲存在基因中，繁衍後代時也會傳遞給下一代，若是輸血，是否會受到原本捐血者的影響？如果自體的血液總量較多的時候，原本的血液也協助調頻新輸入的血漿，倘若輸入的血漿量較多的時候，自體造血時有可能會複製到外來血漿的基因，這也是每一個人自身的血液是珍貴無比、最適合自己的精微物質的道理。

小腸與脾胃把食物轉化成造血的材料

身體吸收養分主要的部位來自小腸，當血液不足的時候，人體也會因貧血而產生慢性缺氧的體質，一顆紅血球帶氧氣和營養物質輸送至全身，內部缺氧時，無法單靠呼吸增加含氧量，紅血球的重要，來自於它是維持內臟器官組織活性與養分的主要輸送者，沒有紅血球的支持，臟腑器官很快會缺氧而壞死，所以心與小腸之間最大的連繫，就在於「我知道身體需要什麼」的能力，愈是能掌握自己的人，心氣足、血液質量好。

脾統血

血液生成所需的養分，以及血管本身的彈性，皆有脾的參與，相較於血液是各臟腑互相支援，血管（脈管）彈性就是脾臟主導的工作。全身的脈管可以分攤心臟推動血液的工作，當血管的壓力承受度高、彈性良好的時候，血壓能夠自行調節，彼此配合無間；當脈管壁缺乏彈性，或開始硬化或剝離的時候，就容易有內出血的風險，少量的內出血會被血小板即時修復，然而產生結痂的部位會影響通道的順暢，長期下來也很容易因瘀血引起的脈管瘀阻，這通常在末梢循環的微血管中發生，在眼球或牙齦出現血絲或刷牙出血，就需要注意補脾的功能了。舉凡以出血為主的疾病，大都需要以補脾為主，再依部位或其他症狀搭配其他臟腑的保養。

肺透過換氣保持血液中含氧量

呼氣代謝二氧化碳以及透過吸氣取得氧氣的能力，呼吸功能影響血液中含氧量是否充足，以及皮膚抵禦外在環境的免疫能力；生活中對身體影響較大的是風、寒、濕邪的侵襲，如果肺氣較弱，皮膚需要成為直接的代謝通道而容易有皮膚方面的疾病，皮膚也是體溫調節重要的器官，掌管皮膚的是肺臟，當血液不足的時候，人體也會因此缺氧，皮膚與氣色會呈現蒼白無光澤的表現。

腎精能轉化成血液

腎臟在身體的角色就如同水電工般的存在，十八般武藝樣樣俱全，例如幫助我們內部裝修整建到水電警鈴配置、負責清運體內垃圾也包生小孩，這樣一個「完美」的存在也必須好好的保護它，否則最有能力打仗的兵，到了危急存亡關頭也會跟著君主一起慷慨就義。腎臟是人體唯一能夠安撫其他四臟的火氣，腎陰和腎精主導著我們全身降溫的主控室，它的幫手是腎經、膀胱經和三焦經，如果這三條經絡失調了，人體也會開始出現虛煩內熱的症狀，用腦過度的人容易出白髮的原因，也是消耗腎精，長期下來從腎臟調往腦部的精髓過度了，也容易罹患腎臟型的高血壓和虛勞型的貧血。

五臟都有氣和血的滋養，在功能需求上所表現的方式不盡相同，以肝臟為例，肝的氣血失調多會在女性生理期的血量和頭部、胸脅區反應症狀，肝氣失調容易失眠，肝血不足時容易頭悶痛和經血量少、眼睛乾澀、掉髮、指甲容易斷裂等主要指標；男性則多有熬夜吃宵夜、胃食道逆流、膽結石、慢性肝炎、脂肪肝、偏頭痛等主要指標，以上的觀察可以在「情緒與五臟」篇中參考，如果是情緒因素較多，則可以用「情緒自我測驗」來選擇適合自己身心的料理，或是以「氣」、「屬性」的適應症直接選用，這裡推薦的心情料理大多不太挑體質，即便平日沒有特別的調理需求，只要不是「體質禁忌」中需要注意事項的也可以使用。

小米粥

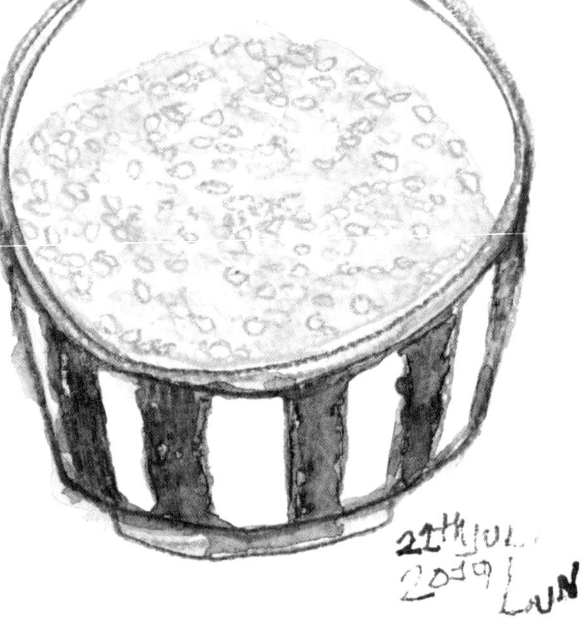

【對應情緒宜食】

✓	✓	✓	✓	✓
怒／木	喜／火	思／土	悲／金	恐／水

【材料】胚芽米100g、小米30g。

【做法】將胚芽米和小米清水洗淨後，加入清水，水量以內鍋大小約八分滿即可，入電鍋煮至米心全熟即可，視喜好的口感可調整內鍋水分。

【心情食堂】

年屆四十歲仍單身的美嬌，長輩從年年過問到不聞不問，她身邊的朋友一個個用紅炸彈炸她，她也老神在在地祝福朋友們白頭偕老；自從結束七年的感情以後，她一直過著兩袖清風的單身生活，當朋友難得能拋家棄子，抽空約她喝下午茶，訴說婚後的生活瑣事，她的淡定與從容，總是「逼退」了那些挖結婚坑給她跳的朋友們，坦白說，她養活自己不是問題，對於進入婚姻，她的確不急，也不嚮往，習慣一個人的生活不一定會感到孤單，而是習慣了自己隨性的生活型態，即使是家人同住，她都有一種互相干擾的壓力，更何況是不熟悉的對象；不過這個世界上有一種朋友就是見不得別人選擇不同的生活方式，這樣也就沒有八卦談資和共同話題，便十分熱心到雞婆地介紹異性給她認識。

第一次見面時，美嬌就是抱持著交個朋友的心態赴約，穿著隨性低調，也沒有化妝，見面以後，才發覺對方十分正式，不僅準備見面禮，也刻意噴了專櫃才有的限量香水，整場她除了保持客製化的微笑以外，就是傾聽對方和閨蜜聊一些心靈雞湯和人生哲理。結束了這場尷尬且客套的聚會，她在回家途中就已經清除這次的腦內記憶體了，沒想到幾天後又接到閨蜜來電，說對方想再次邀約她，對於已經忘記對方長相的人來說，美嬌很努力地回憶著那天晚上是否發生了不可描述的事，幸好閨蜜的熱心提醒，她一時也找不到推辭的理由，所以再次赴約；這次她倒是準備了回禮。第二次閒聊的過程，她才對此人留下一點印象，跟她一樣沒結過婚，且家境單純，工作也相對穩定，人生似乎沒有遭遇過很大的困境，黃金單身暖男也樂於協助身邊的親友度過低潮期，當真不久的將來會升等成心靈導師的人設。

也難為暖男能夠信手捻來的心靈雞湯、勵志小語、荒漠甘泉，見他一臉素淨、人畜無害的眼神，美嬌直覺對方就是道貌岸然的個性，或是懷疑自己本質就是腹黑的妖魔鬼怪，上天派了這個法海等級的人來感化她這個單身小妖。看見閨蜜跟對方聊得欲罷不能、迷妹上身，她有一種捉姦在床的既視感，心裡默默地為閨蜜的老公點根同情蠟燭；整個過程中，她也僅僅問了對方是否有戀愛經驗，對方還未回應，閨蜜就搶著幫他回答，似乎擔心這顆菜被人嫌賣相不好，所以都是撿好的說；她雖然對他了解不多，但對於閨蜜的習性倒是瞭若指掌，估計自己許多情資已被洩漏不少，所以對方對於她並無太多疑問，似乎就是純粹為了想見面刷存在感罷了。

為了求證自己的想法，她當場留下聯絡方式給他，對於交朋友是不排斥，但若要更深入的了解對方就還差了點動力，目前也沒有額外的心思去刻意維持關係。沒多久，對方仍以三人行的名義約她和閨蜜一起參加，這次她已經有一點小小的警惕，透過閨蜜聊婚姻的酸甜苦辣，然後對方就可以「名正言順」地釋放心靈雞湯、勵志小語、荒漠甘泉等等人生大道理，如果她沒有一點可以讓對方發揮的話題時，似乎也突顯不出他的暖男形象；看清楚這點，這次的聚會對她來說就像是看了一場三人行的獨角戲，每個人都用自己的心思把這場聚會演得淋漓盡致，她也準備好退場機制，之後無論是閨蜜或是對方的邀約，她都以工作繁忙為由推拒，直到閨蜜突襲式的指責她玩弄別人感情，她便證實了對方的自我感覺良好；天可證明她只見過這個人三次而已，私底下根本連手機號碼和聯絡方式都沒存入通訊錄，怪她欺騙別人感情這事，估計是為了要試探她的心思才出這招吧，對於閨蜜這種煽風點火的習性她也來了火氣，除了繼續冷處理以外，更拉黑所有能夠聯絡她的方式，包含公開的社群，把一竿子不嫌垃圾事多只嫌生活無趣者拉黑封鎖，眼不見為淨。

她一個人倒是過得清淨自在，但那圈子的人卻炸鍋了，大家忙不迭地安慰那「被甩」的失戀者，也同仇敵愾地砲火一致對她，乾姊乾妹們三不五時地私訊、簡訊、留言給她，軟硬兼施、威脅利誘，期望她的回應能更新劇情發展；看著那些圖文並茂、曉以大義的謎之雞湯，她臉上浮現出蜜汁微笑，說好的心靈導師人設呢？怎不多餵自己一鍋心靈雞湯，撐死不用負責任，她每天持續老神在在地，喝著她大隱隱於市的小米粥。

【品名】小米粥

【色】黃白

【氣】入胃、脾、腎經

【味】甘淡、微澀

【性】平、溫

【屬性】健脾和胃、益氣固腎、利水除濕、增加含氧量。

【營養成分】豐富的蛋白質、維生素、胡蘿蔔素及鈣、磷、鐵、錳、鋅等微量元素。不含麩質。

【體質禁忌】正在發燒或有傳染感冒症狀時忌用。

【小提醒】

- 生米需直接煮成粥，勿先煮成飯再加水煮成粥，容易有脹氣的症狀。
- 作為常態主食，取代白飯或白麵，可配菜一起食用。
- 市售有梗小米和糯小米，皆可自行選擇，每次選一種即可，無須混用。

冬瓜薏仁湯

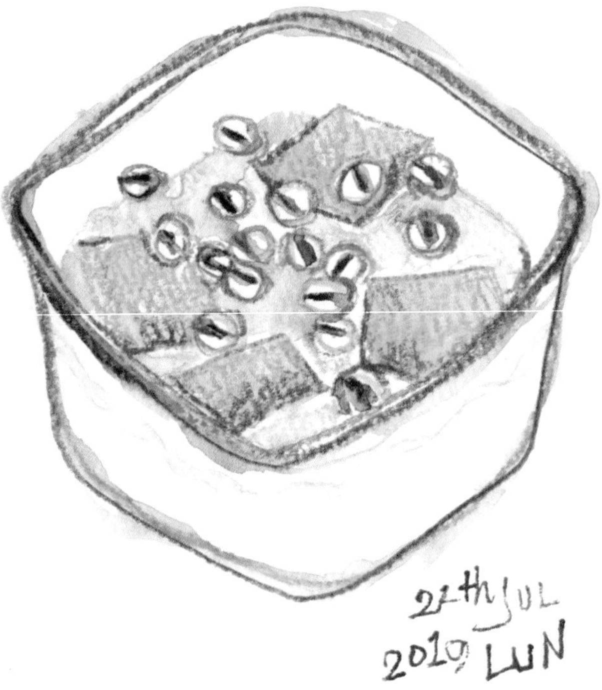

【對應情緒宜食】

✓	✓		✓	✓
㊀怒／木	喜／火	思／土	悲／金	恐／水

【材料】連皮冬瓜150克切成塊狀、薏仁15克、腰果10克、紅棗五顆、生薑絲適量、乾香菇三朵、乾金針花適量、海鹽、香油。

【做法】生水入連皮冬瓜、薏仁、腰果、紅棗、乾香菇（可泡可不泡水）同煮，水滾後轉小火清燉約一．五小時，熄火前放入乾金針花、海鹽、香油調味即可食。

【心情食堂】

麗華是一個樂善好施的人，也喜歡在助人以後看到受助者感恩的神情，對於自己有餘力散播善與美和溫暖，她十分自豪也是助人的動力，某方面來說，她自己是見不得不善也不美的情境，所以只要是有弱勢求助，或是有道德瑕疵的人性黑暗面，都會挑動她的雷達系統和神經，即便自己的婚姻幸福，父慈子孝，她也會因為社會新聞或不公不義的事件影響自己的心情，甚至深陷情境而無法適懷。

她的另一半算是溫暖包容的人，認識她的時候也是被她的熱血心腸所觸動，進而追求、結婚生子，即使成家立業，也十分尊重太太想去做的慈善工作，偶爾也會提醒熱血老婆不要被弱勢的表象欺騙，只不過，提醒多了難免會有不滿，她覺得自己生來的靈魂使命就是扶助弱勢、仗義挺身，所以也多了一份自己的堅持，這個堅持在團體之間開始出現異議，有些人會專注在團體主要扶助的對象，然而對她來說，只要是弱勢就有必要協助，所以對外以團體名義承諾了許多責任，對內也捍衛自己的主張，在團體負責人出面協調以後，暫時解決了問題，但她也感受到同儕之間是表面寒暄，實際上是被許多人孤立的狀態。

明明是做好事，為什麼大家能夠視而不見？為什麼單純行善也被制度制約、被團體的多數聲音反對而綁手綁腳？麗華把壓抑自己行善之事內化成對這個社會的失望與憤怒，明明我是做對的事，卻沒有人支持與響應，這個社會病了，人心已經腐敗了；她為此感到自己的付出不值得，想不開的情況讓她失眠，對任何事也開始冷漠與不關心，別人的事都沒有自己的那口濁氣重要，她想為自己的正義找到被認同的結果。直到有一天她發現自己的丈夫跟她原本參與的團體人員互動很密切，回頭看看自己的家庭，原本支持的先生、心目中真善美的孩子都跟她愈來愈疏離，在她熱衷行善、對抗體制的過程中，她也忽視經營自己的家庭，這是壓垮自尊最後的一根稻草。

丈夫沒有婚外情，他只是擔心另一半的情緒愈來愈極端，而去了解她在團體中發生糾紛的前因後果，協調人坦誠一個團體要維持大家的向心力是不容易的事，而她渴望去達成的事只能著眼眼前而無法長期資助，她的急功好義很容易影響整體的步調和方向，這也是自身固執帶來的挫折感；相對而言，愈是渴望整體的情境要符合自己期望的人，即使樂善好施，也會因為太有原則性而給接受者很大的壓力，給予資源的背後也給予很大制約，這也是她以正義之名所帶來的權威，團體負責人最後跟她先生講了一句語重心長的話：

「以行善之名者，其實也是很難相處的，因為這個世界沒有完美的人，所以她不容易讓自己快樂。祝福你。」

丈夫以調解婚姻之名帶太太去找心理師諮詢，慢慢鬆開麗華糾結於心中的結；放下不容易，但改善身體失調卻有較好的進展，除了改善鬱結的火氣以外，失眠也漸漸好轉了，她也覺得當自己不再糾結是非對錯，或不再用自己的價值觀要求周遭的人事物的時候，孩子比較容易親近她，聊心裡的話；現在的她，仍然會去行善，但也十分隨緣，從過去看不過眼的主動協助，到先了解對方實際需要的量力而為，最感欣慰的是她先生看見她的轉變，所以也十分支持她現在的做法，心理師推薦夫妻倆親近大自然，或是參加園藝治療的活動，現在她透過市民農園，種出親手照顧的蔬果，從友善種植、親近土壤的過程中，她漸漸體會，在大自然中，沒有任何昆蟲或植物是有害的，每一個生命都有其生長的因果和意義，這個經驗讓她終於能放下對與錯、善與惡的思考模式，大自然的愛，既有包容，也無批判，彼此和諧共生，點燃了內心真正的光采。

盛夏了，菜園中長出鄰田自己採種所贈的小冬瓜，夫妻倆第一次種就收穫頗豐，除了分享給先前的團體負責人，也分享自己種植的喜悅，很快地，種菜成為團體成員中最熱門的活動，夫妻倆也順理成章的分享種植經驗，把盛產的食物給協助的對象，或是邀請一起參與，她很感謝大自然洗禮，也感謝如大自然一般包容她的親友，未來她也期許自己朝向推廣種菜和園藝的引路人——當然，是用大自然的方式。

【品名】冬瓜薏仁湯

【色】白、綠

【氣】入肺、小腸、膀胱經

【味】甘

【性】涼

【屬性】冬瓜皮利水消腫、清熱解暑，亦可用於催乳。冬瓜子清肺化痰、利濕排膿，清肺熱咳嗽黃痰、帶下白濁等。冬瓜肉有利水、清熱、消痰、解毒的作用。

【營養成分】主要成分是胺基酸，鳥氨酸和Y-氨基丁酸，天冬氨酸、谷氨酸、精氨酸等。

【體質禁忌】腎病患者、體質虛寒怕冷、脾胃消化弱者需忌口，孕婦使用時需去薏仁。

【小提醒】

● 冬瓜勿去皮和籽，煮熟後連皮吃，除濕效果佳。

百合銀耳湯

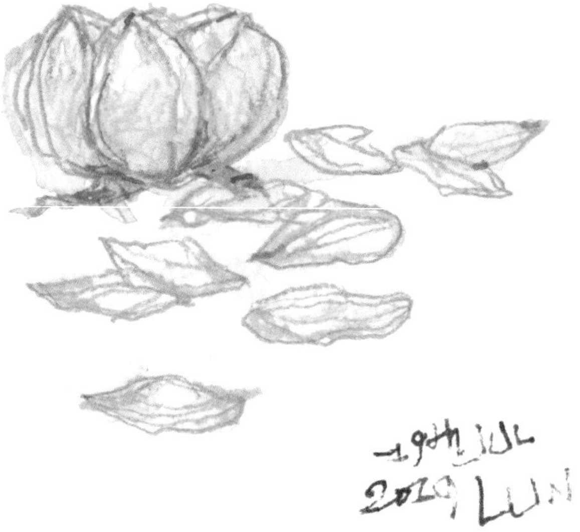

【對應情緒宜食】

	✓			✓
怒／木	喜／火	思／土	悲／金	恐／水

【材料】 乾燥百合12g（或新鮮百合半顆）、鮮銀耳50g（以開水泡開後的重量計算）、蓮子20g、黑糖備用。

【做法】 乾燥銀耳先泡溫開水備用。

百合洗淨，與銀耳、蓮子、溫開水1500ml同入電鍋蒸至銀耳釋出膠質即可。

黑糖於上述食材皆煮熟以後最後調味，分量依喜好的甜度自行添加。

【心情食堂】

結婚前，秀如覺得自己的感情生活十分滋潤，認識了剛離婚的男友文志，也陪他走出前妻出軌的傷痛，她的正能量與年輕奔放氣息，讓另一半在很短的時間振作起來，也適時地安撫了男友的母親，讓母子之間的關係得到很大的改善。

遇見文志之前，她的感情已空窗多年，也覺得這輩子應該要獨老生活了，遇見他以後，許多溫良恭儉讓令秀如賢良淑德的那一面突然被激發出來，似乎用愛治癒了一個受傷的心靈，給她帶來很大的成就感，這樣穩定的生活方式直到文志開口求婚而產生變數。

她不愛他嗎？她不覺得，畢竟兩年之間半同居的關係相處下來，早已像夫妻的生活模式了，習慣吃他的、用他的、住他的、花他的，交往時她便知道對方是把自己當作妻子的角色在養了，但婚姻畢竟是一個門檻，一旦跨越過去，視野肯定會更聚焦在家庭上，家庭對她而言一直都不是生活的全部，單身的時候，沒有門禁、沒有需要考慮別人的感受，即使是親人，也是偶爾吃吃飯聚餐，一直以來她都是掌握別人資訊的人，很少在親人面前交待自己，當自己的生活不曾被另一個人綁定時，想怎麼過日子都不會有什麼罪惡感的問題，即使約會或花銷大都是男方支出她也不覺得是個問題；讓她較沒底氣的，是能感覺男友的行情在同溫層中算是不錯的條件，如果她真的沒準備好進入婚姻，很有可能就會有時常圍繞在他身邊的野花趁虛而入，一個有穩定工作、也有自己的房子，能享受生活之餘也不至於操心經濟壓力而且長得順眼的男人已不多了，結婚這問題在她給自己半年的心理建設以後，最後還是決定步入禮堂。

秀如沒想過，進入婚姻以後的生活，跟單身時生活的心情落差如此之大，為了配合另一半而改變作息、為了整理家務而開始操持柴米油鹽，過去覺得是情趣的事，現在變成了責任，當責任的念頭生起時，她變得不快樂，如同籠中鳥一般，每天只等著另一半上班，才是她喘口氣的時間，而當另一半快下班時，就是她壓力最大的時間；新婚初期她仍喜歡邀約三五朋友在家聚會熬夜，試圖過回單身時候的氣氛，然而沒多久大家也都有自己的生活和家庭，即使能小聚，也無法成為常態的活動，渴望自由呼吸的情緒，讓她時常刻意找單身而不婚的女性朋友，傾盡心力轉移心思解決朋友工作和感情上的問題，而忽略了跟另一半的溝通交流，這樣的逃避讓先生感到無奈，新婚的太太對身心靈團體有極大的依賴和嚮往，也常常無法在思想上達成共識，這樣的磨合本以為在同居的過程中已經有默契，實際上婚後卻是砍掉重練。

結婚一年以後，秀如開始出現早發更年期症狀，身體的老化象徵倒不明顯，但睡眠失調的問題嚴重影響她的生活節奏，無法入睡不僅有情緒的煩悶，有時會不自覺的悲從中來，委屈、壓抑、悲傷、害怕變化，時常讓她陷入情緒的牛角尖中，她渴望自己在乎的人都能過得很好，另一方面又覺得當別人都過得好的時候，她的自我價值也失去了，所以在親友互動的時候，總是習慣去幫助別人，比如團購一款她覺得好用的天然清洗產品、推廣小農的農產品、親子教育的正確展開方式、動物權益等等，用非世俗的價值觀得到別人的尊重與信任，即便打開了很多交流圈，但也透支了身體，除了持續失眠以外，反覆未癒的重感冒讓她終於願意放過自己好好休息。

生病彷彿是秀如生命的出口，原本不開心的事，她總是悶在心裡不說，悶久了，底氣也不足了，朋友來探病時也勸她，人與人之間的默契是溝通來的，即使是有原則的人也會因為溝通而願意妥協某些事，更何況任何關係都是自己的選擇，既然我們在選擇的前提是期待生命的更多可能性，何不把自己希望的關係願景讓對方理解。

「在我眼中，你是好人，但我想祝福你成為快樂的人，無論是否單身。」

朋友帶來的悶燒鍋，裡面是潤肺補氣的藥膳，她吃了幾天，感覺自己講話的底氣增加了，內心也較少生出一些讓自己想不開的事，即使睡眠仍需靠半顆安眠藥，但她也不再因為用藥而感到恐慌，能夠睡好一覺對她的情緒的穩定幫助很大，如果保養好的話，她下一個目標就是把這個藥膳料理推廣給親朋好友圈。

【品名】百合銀耳湯

【色】白

【氣】入肺、心經

【味】甘、澀

【性】微寒

【屬性】養陰潤肺、止咳，清心安神。

【營養成分】含有澱粉、蛋白質、脂肪及鈣、磷、鐵、鎂、鋅、硒、維生素B_1、維生素B_2、維生素C、泛酸、胡蘿蔔素等營養素。

【體質禁忌】孕婦及產後月子期間忌用，胎兒不滿足歲忌食。

【小提醒】

- 蓮子清洗時可用溫開水沖洗，勿用冷水沖洗，或乾燥直接使用，以防不易煮熟。

味噌湯

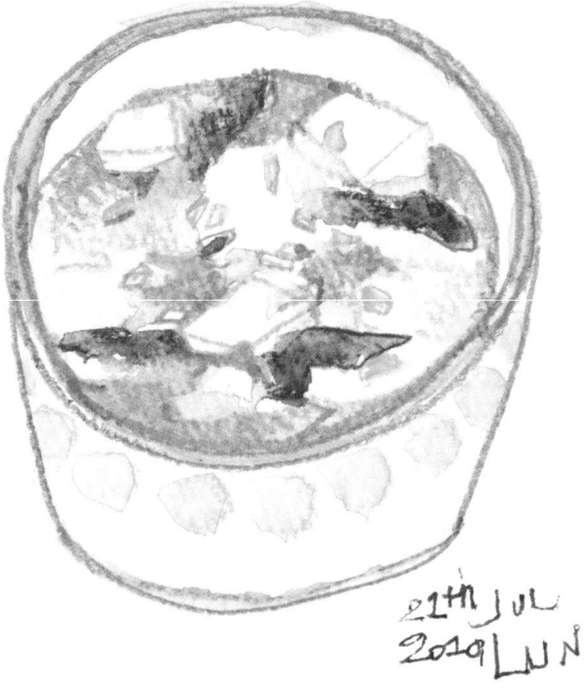

【對應情緒宜食】

		✓		✓
(怒)／木	(喜)／火	(思)／土	(悲)／金	(恐)／水

【材料】味噌適量（視鹹度自行增減）、鮮香菇三朵切條狀備用、山藥半條切塊備用、海帶芽適量（提鮮味）、傳統豆腐一盒切塊備用、青蔥切丁備用、乾腰果10g。

【做法】所有食材以生水入鍋煮至水沸騰後轉小火，味噌以熱水化開融入湯中，小火熬煮約五分鐘熄火，青蔥灑在湯面上即可食。

【心情食堂】

浩平堪稱是史上責任感很強的男人了，至少在朋友圈中沒有之一，他對家庭的嚮往與付出，在認識他的人眼中是典範，只可惜，這個典範常被他另一半嗤之以鼻。

他和妻子在大學時期便認識，即使認識，但追求者眾，所以大學期間他們也就是朋友的情誼，直到畢業出社會以後，適逢雙方感情皆是空窗期，他鼓起勇氣跟她告白，這一告白，也促成兩人成為夫妻的緣分。

看似幸福美滿的佳緣良配，因女方事業心強，即便婚後也想打拚自己的事業，各自在專業皆有發展的兩人便開始過著聚少離多的生活，這樣的生活若是雙方溝通良好，都沒有誰委屈誰的問題，但傳到長輩耳中就不是那麼回事，尤其是浩平的母親，既然結了婚就會期待含飴弄孫的景象，當結婚五年以上仍無任何消息時，婆婆便把話攤開來說了，若不考慮生孩子，就看著辦吧，過年過節就別回家吃團圓飯了。這一通牒發下來，女方更是澈底放飛自我，甚至直接旅居國外長住不歸，留下浩平一個人留在家鄉繼續打拚事業。

即使發覺另一半有出軌的跡象，浩平仍然想要挽回婚姻，畢竟另一半曾是才貌雙全的校花，知道她與別人同居，仍按月滙生活費給對方，也為了籌謀妻子可能會回家鄉重啟事業，還為她設立工作室和擴展人脈，在蠟燭兩頭燒的情況下，他的公司因發展時機不順而虧損累累，為了顧及另一半的生活費，他又跟銀行信貸，以自己名下的不動產抵押，即便做到這個份上，仍無法挽回妻子的心意，於是聽從朋友的建議，認識了一些通靈的師父，想了解前世今生緣分究竟會如何發展。

通靈的師父在他的事業上給予一些指引，這讓他的事業有些起色，便寄望師父在婚姻上能指點迷津，從此開啟了他參拜宮廟之旅，除了家鄉的廟宇被他走透透以外，更是遠行至國外。舉凡聽說靈驗的廟宇或厲害的師父，都是他結緣的動力；轉眼又過了三年，他的婚姻模式和事業仍毫無進展，一直維持在有事自己解決、無事不聯絡的狀態。而事業也因他心不在焉而空轉許久，公司元老因看不過去而紛紛離開，剩下領乾薪的財務維持表象上的營業模式。

與朋友酒過三巡，浩平常常禁不住內心的疑惑，為何自己的責任心仍無法挽回老婆的心，即使知道有第三者仍無怨無悔地照顧丈母娘一家大小，有責任感錯了嗎？在朋友的引薦之下，他認識了一位剛離婚不久的客戶，想到單親母子的處境，他額外關懷對方的生活；一個是剛脫離夫家的暴力陰影，一個是長期對感情的渴望，兩人很快在彼此身上找到慰藉與需求，當他得知對方懷上了自己的孩子以後，與原配拖了很久的婚姻關係終於有勇氣面對處理，淨身出戶。

浩平在與元配離婚後，一個月內便續弦，即便開始過新生活，但過往的經濟壓力仍影響到兩人的生活模式，原本有痛風病史的他，在重振事業的過程中反覆發作，好在另一半照顧起居，讓他真正體驗到自己渴望的婚姻生活。考慮到孩子成長的營養需求，以及料理上的方便，餐桌上最常出現的是老婆牌味噌湯。比起其他的湯，味噌湯倒是全家大小喝不膩，尤其是材料有很多變化方式，對他而言，能有一位伴侶在家中掌廚是他夢寐以求的家庭生活，對於料理就更不挑剔了。

喝了一段時間的味噌湯以後，他發現許多胃腸和痛風的問題減輕很多，他的口味也愈來愈清淡了，對於過去重口味的飲食方式，他更珍惜自家開伙的小確幸，有時被老朋友調侃妻管嚴，或是替他前一段傷筋動骨又歹戲拖棚的婚姻不值，為此他倒是一笑置之。或許是跟仙佛真有緣，第二段婚姻倒是平靜喜樂，頗有寧靜致遠的閒情，一方面節省生活開銷，另一方面食材的選擇也能夠自己把關，偶爾慰勞另一半去餐館吃飯，用餐後便會感到疲勞沒有精神，幾次以後更加體會病從口入的說法，所以在空閒之餘，他也跟太太學習煮味噌湯和家常菜，說不準哪天太太想外出工作，他也樂得成為家庭煮夫，好好在家修身養性。

【品名】味噌湯

【色】黃

【氣】入胃、腎經

【味】鹹

【性】平、溫

【屬性】健脾和胃、益氣固腎。

【營養成分】含鐵、磷、鈣、鉀、蛋白質、維他命E等，此外熱量較高，並且用鹽製成，納含量亦高，使用味噌時避免再加鹽。

【體質禁忌】高血壓或洗腎患者慎用或忌用。

【小提醒】

- 味噌可取代鹽的味道，無須額外加鹽。
- 腰果宜選擇無調味的乾品。

涼拌芥末秋葵

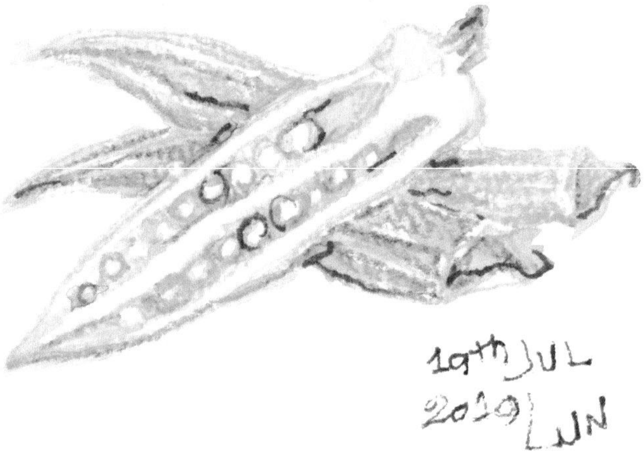

【對應情緒宜食】

✓		✓	✓	
怒／木	喜／火	思／土	悲／金	恐／水

【材料】秋葵、醬油、芥末、生薑適量切絲備用。

【做法】秋葵洗淨川燙後，再切除蒂頭放涼擺盤。將醬油、芥末混合，加上生薑絲當沾醬即可食。

【心情食堂】

或許父母都是高學歷的知識份子，面對強勢的管教方式，家淇從小在家就是以父母的好惡來決定自己的方向和選擇，讀書時期因考試壓力太大而胃出血，重考了一次，留下的後遺症是每到有時間壓力或是遇到立即性要處理的事情時，她就會出現胃痙攣的症狀。學生時期參與社團活動，與好朋友同時認識了一位男生，心思細膩的她能感覺男生對她的好感，然而發現好朋友也喜歡那位男生，她為了成全好朋友，自己默默淡出社團。似乎成全別人已經成為她生命中的印記，曾經有師長提醒她要能先好好愛自己，優先顧慮自己的感受來生活，每次想要改變的時候，內心總是湧出強大的罪惡感啃食她，罪惡感會批判她的自私，讓她覺得別人看待她的眼光也在檢視她是一個自私自利的人，如果不符合別人期待和要求的時候，在做自己和委屈求全之間的糾結情緒，在求學過程中一直深深困擾著她，這也影響了她跟同儕之間的互動關係，除了課業上必要的社交以外，她幾乎把自己邊緣化了，以至於在學習過程中幾乎沒有較熟的朋友。

即使如此，家淇的父母也覺得很正常，在他們的心裡，讀書和成績才是最重要的實力，人際交流或社團聚會都是浪費學習時間的活動，優秀的人不應該去那些場合交朋友，父母雖然合理化她的選擇，卻仍對她的成績不滿意，即使可以避開跟同儕互動的壓力，卻仍有父母慣性的批判帶來的壓力，整個學習經驗中，自她回想年少時光，大多數時間都是沉默且孤獨的一個人。

出社會以後，家淇已習慣用獨來獨往避開人際社交的困擾，她也想過自己是否有人際互動的障礙，同事和朋友之間看似無傷大雅的小玩笑，即使是小小的占別人便宜，或是被別人硬拗一些小福利，如同買個菜順便要一把蔥的要求，對她來說都是沉重的社交壓力；有時朋友會半開玩笑地說她認真就輸了，但她就沒辦法在社交活動中放鬆；她不明白，為何別人總能把占別人便宜、吃別人一點小豆腐的事當有趣，或者用這種方式來證明交情的親疏遠近，難道開別人玩笑就是正常，而被開玩笑的人就只能大器的接受？她無法理解人與人之間好好相處到底是有多困難，她很容易被那些口頭上吃她小豆腐的異性弄得全身炸毛，嚴辭遣責被說成小氣，既是賣弄愚蠢又不負責任的挑釁，被變相營造成撩妹的行為，講白了就是看她人善好欺負罷了；她甚至被周遭的同事朋友起鬨湊對在一起，拒絕對方被說成自己太挑，隱忍又被說成悶騷，為此她終於下定決心換個環境。在她心裡漸漸明白，人一旦在互動過程中產生固定的模式以後，想要改變別人的社交習慣是十分困難的，她沒有想要改變別人對她的看法，也不想花時間解釋自己的態度，她相信天底下總有一個職場環境是她安身立命的地方。

雖然住在家裡，但是家淇也漸漸發覺自己在家中累積的壓抑情緒，會發洩在工作職場中的同事身上，即使她多麼地厭惡來自於母親對她的要求與否定，她卻會把這樣的情緒轉嫁給外在的人際關係中；她的內心總有一種悲憤的情緒，父母總是顧慮面子對外表現出完美的形象，在家中卻像換了一張臉孔似的把子女當成工具，即使她很努力的想維持家中的和諧，壓垮駱駝最後一根稻草的，是計畫出國遊學卻又被父母冷潮熱諷而終於爆發。

沒能用自己的力量跟父母爭取出國的鬱悶，卻在工作上得到了外派的機會，取得資格以後，終於有個較正當的理由搬離家，初期幾個月仍會因刻意離家的想法而有罪惡感，偶爾跟家人連絡時，也發覺家中的情況沒有自己想像的嚴重，是自己預設了不好的結果，或許是擔心害怕自己不符合父母的期望而焦慮，當生活的距離拉開了，也漸漸想清楚，保持心情放鬆，不會因自己不在父母身邊而時刻擔心。與其因擔心住在一起而消耗彼此，或許保持距離先顧好自己的身心會更有底氣。

為了節省開銷也開始學習簡單的料理，正值盛夏是秋葵的產季，跟其他的蔬菜比起來料理相對方便多了，她不知不覺吃了一個產季，也發覺自己原本浮躁易怒的情緒，以及胃痛發炎的症狀幾乎沒有再犯，雖然仍會三不五時接到家裡來電，畢竟跟父母住的相隔較遠，比起過往的抑鬱，如今多了一些憐憫與耐性，即便能同理父母的處境和個性，但她更慶幸自己有機會轉變心情，並選擇用更平衡的方式看待人事物而不先預設立場。下一次回家時，她想做一道涼拌秋葵，讓有糖尿病和高血壓的父母嘗嘗，說不準能改改這愛抱怨碎嘴的毛病。

【品名】涼拌芥末秋葵

【色】皮綠肉白

【氣】入胃、腎、膀胱經

【味】淡、微澀

【性】涼、寒

【屬性】滋陰降火，入營分，清虛熱，保護胃壁，對於急慢性肝炎有消炎的作用，降火氣、補養腎精。

【營養成分】富含鉀、鈣、粘質、蛋白質、維生素A、維生素C、鋅、硒等。

【體質禁忌】體質虛寒忌。

【小提醒】

- 秋葵川燙時間不宜過長，大約一分鐘即可，起鍋時也可以放入冰水中冰鎮數秒瀝乾，讓口感爽脆清暑。

紅棗酒釀湯

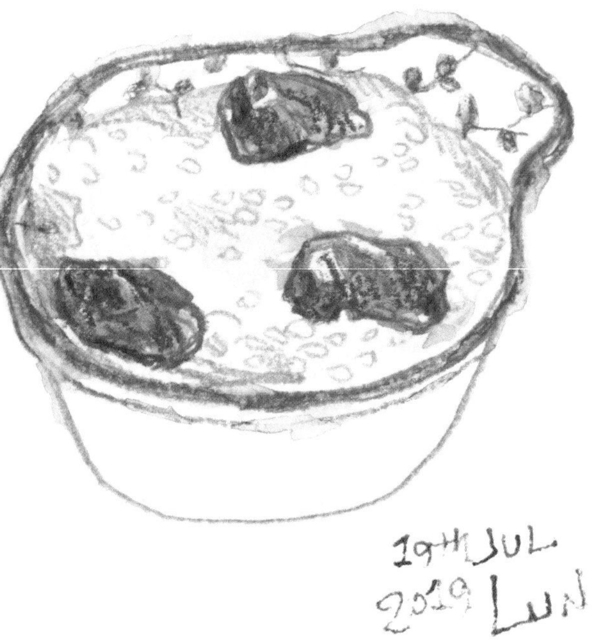

【對應情緒宜食】

	✓	✓		
㊣怒／木	喜／火	思／土	悲／金	恐／水

【材料】紅棗五顆（每次用量勿超過五顆）、酒釀兩大匙。

【做法】紅棗用小刀將皮切出切口，以利煮出成分，以冷水600ml煮紅棗，水沸騰後轉至小火，待氣味釋出、水的顏色變黃即可熄火，紅棗連湯盛碗，酒釀兩大匙直接放入碗中攪拌後即可食。

【心情食堂】

每次只要追劇的過程中，演到女主角開始疏離男主角，男主角明知兩人之間無法相愛，卻到處做妖地激怒女主角，讓她恨得牙癢癢地卻又礙於人設需要無法反擊，透過對方被激怒的程度腦補自己在對方心裡的重要性的橋段時，不禁想到現實生活中多位朋友的戀愛寫照；小時候從讀幼稚園到國中，同學之間難免會互相開玩笑，通常男生對待女生的表達方式，就是捉弄對方，看似一種挑釁，在男生的心理層次，很容易會解釋成「你引起了我的注意，快回應我呀」的情況，若是在幼年期學會尊重和人際關係的應對進退，估計面對戀愛過程通常也不會出現令女方感到驚嚇之舉。

我所認識的朋友圈中，許多人是隱性的愛情智障，在同事、朋友之間的人際互動中十分得體，一旦切換成戀愛模式的時候，其智商立刻退化到石器時代，把調戲和傲嬌當情趣，上演著「我那麼在乎你，為什麼你要拒絕我」的憂思悲苦情，或是言情劇和愛情動作片看多了，才會把口嫌體正直當真。女性的拒絕就是拒絕，表達方式再婉轉也是拒絕，別自行腦補成對方不好意思答應，婉轉只是出自於禮貌，不想讓大家難堪罷了，如果這樣的眼力見地都沒有，只能說在情商的表現上仍在青春期。這是戀愛經驗不足、缺乏自信才會出現的症頭，鐵板踢多了通常會不藥而癒。

在家族結構的觀察中，也發現會表現這樣的行為舉止的人，一方面想脫離父母的制約，另一方面又渴望自己的作為被父母肯定，即使是事業有成者，對於被父母認同的渴望仍存在，這樣的存在會投射在自己對待感情的方式。若想脫離這樣的思惟迴圈是有些難度的，一旦進入戀愛關係，如果另一半沒有建立良好的溝通管道，適時表達自己的感情需求，便會自動複製了父母對待自己的方式，一方面以照顧者身分對待女方，另一方面透過被需要來強化自我認同；這似乎不像是戀愛關係，而是親子關係，只可惜身陷其中的人，意識不到自己的行為不是在談戀愛，而是滿足自己在幼年時期無法得到的關係認同。

男性是如此，女性亦然，女性會母愛爆棚，一方面吸引到需要被照顧的陰柔男性，另一方面透過無怨無悔的付出想到感化、改變對方，即使在過程中不斷地遇人不淑、被欺騙，卻不改其志。有「聖母情結」的女性通常不覺得發揚母愛是錯誤的行為，本質固然是好的，但善更大的力量是具備「止惡」的能力，而不是放任對方的任性而為，寵溺過度後再後悔要忍受對方的予取予求。我們不能理想性地想要用愛征服對方，實際上是無法放手讓對方獨立成長，真正的成長關鍵在於我們有能力對自己的生命負責，一味地縱容只能養出啃老、啃愛族，而無法滋養彼此的生命；一方面透支了自己的能量，另一方面也把自己身心的失調歸咎給付出的對象，透過弱化自己來索要曾經付出的成本。

生命是循環不息的，接受自己是身心獨立不依附於關係的個體，也較能尊重別人是獨立的個體，許多時候，我們錯把合一當作是愛對方的表現，控制的愛不是來自於「發乎於情，止乎於禮」，而是對人的占有欲，當我們想要對某人占為己有的時候，我們也限制了自己的愛，生命表達愛的方式一直都是尊重彼此的自由意志，在情感上受挫和感到悲傷，是因為預期結果不符合自己的期望，感到失望的是見不得自己的弱點被人發現並被利用，或高估了自己在愛情的情操，除此之外，每個人在關係裡並沒有真正得到或失去什麼，一切的開始與結束都是自導自演的獨角戲，對方只是我們選擇演對手戲的角色，如果能看清楚這一點，也就比較能放下自己交往又分手、結婚又離婚的自我懷疑，任何關係的進行式皆是人生經驗的一部分，不需要為了面子或爭一口氣而把自己困在關係的瓶頸中。

夜深人靜時，偶爾追一下灑狗血的家庭倫理劇，人性在戲劇的刻畫下，演出許多人真實的本性，它滿足現實生活中敢想不敢做的事，是一面很寫實的鏡子，觀照人世間的喜怒哀樂，當成抒發的窗口也好，見識一下人性也罷，我們看待人生的方式，一直都是我們活出自己的方式。

【品名】紅棗酒釀湯

【色】皮紅肉黃

【氣】紅棗入脾、胃經；酒釀入肺、脾、胃經

【味】甘、酸

【性】溫

【屬性】補脾益胃、養血、暖宮散寒。

【營養成分】紅棗：蛋白質、脂肪、醣類、胡蘿蔔素、維生素B群、維生素C、維生素P以及鈣、磷、鐵等。

酒釀：葡萄糖、脂肪酸、維生素E、維生素B群及鈣、鎂、鋅、膳食纖維等。

【體質禁忌】酒釀對於子宮發炎、口乾口渴、虛煩盜汗者忌用；想用於產後補血可以將酒釀和紅棗一起煮，揮發掉酒氣再食用。

【小提醒】

- 酒釀可單吃，可直接兌熱開水飲用，體質虛冷可晚餐後一小時吃，濃度視自己喜好的口感無妨。
- 經期前吃可暖子宮，改善宮寒冷痛。
- 紅棗酒釀湯熱量較高，可當早餐使用。

桂圓銀耳湯

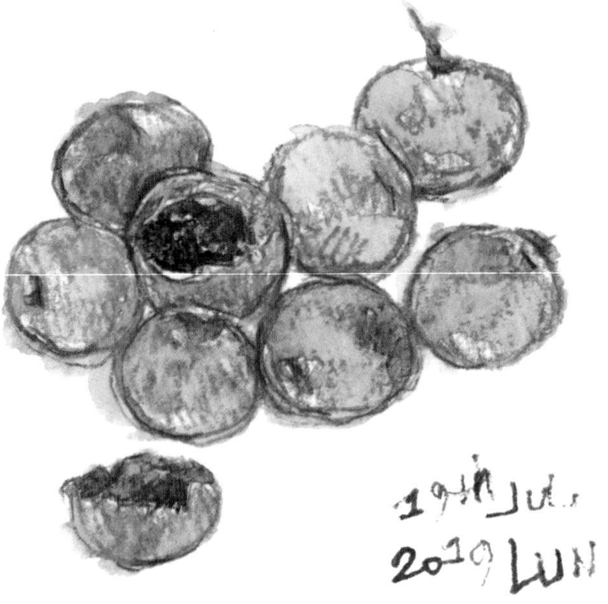

【對應情緒宜食】

	✓	✓	✓	
怒／木	喜／火	思／土	悲／金	恐／水

【材料】桂圓肉15g、鮮銀耳50g（以開水泡開後的重量計算）。

【做法】銀耳以冷水泡開後，加入1500至2000ml冷水和桂圓肉入電鍋煮，燉煮至銀耳出膠質即可食。

【心情食堂】

昭如一直是家中的主心骨，在她心肌梗塞前一刻，仍在為家中的瑣事操煩。傳統家庭的女性此生最大的成功，主持家務，培養健康優秀的子女，讓另一半無後顧之憂的衝刺事業，也盡責扮演好長媳的角色，成為一個強大的核心與後盾也算是功德圓滿了。在子女長大、另一半退休的時候，理應苦盡甘來，到了可以享清福的時候，當她意識到另一半退休後整天在家無所事事，飯來張口、茶來伸手、有事啟奏、無事勿擾的態度讓她一時之間無法適應，彷彿才送走孩子，又來一個大齡媽寶，這種無止盡的老媽子角色著實讓她心塞。

適逢更年期，不僅潮熱盜汗得嚴重，情緒起伏也大得嚇人，好的時候春風滿面，情緒低潮的時候生無可戀；過往對家庭的付出已經透支心力，更年期更是被大小不斷的毛病反撲，除了更年期症候以外，皮膚搔癢的問題也十分困擾。她在結婚初期仍保有良好的身材，生子以後，因操持家務，沒能好好養身體，月子沒有做好之餘，也留下子宮與卵巢的病灶，往後即使受孕卻也容易流產，好不容易保住一胎，也因氣血失養而早產，加上家族事業需要支援，身材從原本少女體態變成虛胖的體型，也因體重以每年六公斤的進度持續上升，讓她在體能上十分消耗易累。

在同年齡的朋友圈中，昭如算是有自信的，早年跟姊妹淘之間比起來算是嫁得風光，也是朋友中最佳的神助攻；對於支援的角色，她算是十分稱職，但在她心中仍有個很大的缺口，似乎填也填不滿，她喜歡看到身邊的人都開開心心，她也能感同身受，然而她忘記了自己除了支援別人以外，她還能做什麼；或者她已習慣別人都依賴她的感覺，這會讓自己感到有用，但又會因此困擾，覺得自己整天都在忙別人的事，叫她不要做那麼累的人很多，卻很少有人體恤分擔她的辛勞。

心理師朋友曾經對她說過一句話：「把責任當作愛的表現固然無傷大雅，若期望家人同等的對待就很容易有失落感，每個人愛的表現與需求是不同的。」當她感到心力交瘁的時候，原本不經意的提醒成為她反思的觸點，她認為理所當然的付出，在親友「視而不見」的失落感中，突顯自己不被重視的焦慮，愈是焦慮愈是心塞。小病不斷大病也無法根治，從一開始家人陪伴就醫，到熟門熟路自己去看病，看了不少中醫或西醫，處方用藥大同小異，但仍無法改善胸悶呼吸短淺的困擾；直到朋友聚會，她再次遇見心理師朋友，抒發完委屈以後，朋友語重心長的提醒她，人與人之間相處之道是放鬆無壓力的，每個人都喜歡輕鬆無負擔的相處模式，如果付出會對家人造成壓力時，我相信他們的不領情是希望你能對自己好一點，而不是把重心和期望全部寄託在他們身上。

如果自己因對家人不斷地付出，得到的結果是生病，這樣對誰有好處？

在昭如還沒完全想清楚的時候，就因急性心肌梗塞緊急住院治療，主治醫師也在複診的時候勸她多休息，她總覺得休息是一種浪費生命的事，所以出院後又安排許多課程，直到一次在戶外課程感到不舒服再度緊急送醫，看著原本遊興很高的同學們一個個因為她急診的小插曲而耽誤了活動進行，她才真的體會到顧好自己的健康也是自我負責的態度，透過這件事，她終於明白自己不習慣被別人服務的感覺，她一直在對抗的，其實是「自己沒用」的恐慌，而當自己的身體真的失去作用的時候，也是疾病透過意念顯化出來的結果。原來，她一直都是用施予者的角色維持人際關係，所以當沒有人想跟她演對手戲的時候，她的焦慮與胸悶就會出來提醒她。

或許無法很快改變習慣，但她漸漸接受自己不用二十四小時待命要「服務他人」的壓力，調整步調以後，昭如更有一種如釋重負之感；聽了朋友的建議常吃桂圓養心氣，她在嘗試過幾次以後也能感覺精神變好、明顯感受到親友跟她互動時的輕鬆，原本帶給她很大困擾的心臟疾病，原來是提醒她好好愛自己的訊息，現在的她已經能夠享受休息時的自在，平日無事，散步健行、踏青禪修，看著晚輩因她的放手而成熟負責很多，頤養天年的生活似乎也是如此了。

【品名】桂圓銀耳湯

【色】暗紅

【氣】入心、脾經

【味】甘

【性】溫

【屬性】補益心脾，養血安神。

【營養成分】葡萄糖、蔗糖、膽鹼、蛋白質、脂肪、鉀、磷、鈣、鐵、維生素A、維生素C。

【體質禁忌】上火，發炎症狀的時候、腹脹氣、感冒症狀、消化不良者不宜，糖尿病患者和急性感染者忌食。

【品名】桂圓粥

【材料】桂圓肉15g、圓糯米100g。

【做法】圓糯米洗淨以後，用2000ml冷水，加入桂圓肉入電鍋煮至全熟即可食。

【小提醒】

● 桂圓本身即有甜度，無須再加糖調味。

● 桂圓粥較桂圓銀耳湯更溫補，體虛容易心悸虛汗者可常吃，若感到口乾渴或火氣大須忌食。

絲瓜粥

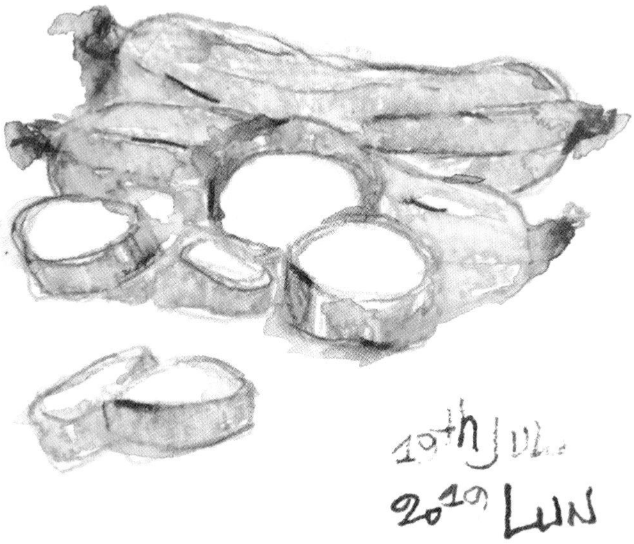

【對應情緒宜食】

✓		✓	✓	
怒／木	喜／火	思／土	悲／金	恐／水

【材料】糙米兩米杯（或150g）、薏仁20g、絲瓜一條（去皮切薄片）、嫩薑小塊（切絲）、海鹽（或鹽麴）。

【做法】將糙米和薏仁洗淨後，加冷水2000ml入電鍋煮成粥，電鍋在保溫狀態下將絲瓜拌入粥中，繼續保溫約十五分鐘，直到絲瓜心已呈現半透明表示已悶熟，起鍋時放入鹽和薑絲提味即可食。

【心情食堂】

一個人如何能撐起一個家？

白天送孩子上學，沒時間做早餐，只為了能多個幾分鐘補眠，每天在孩子口袋裡塞一百元是愧疚的補償，耳提面命孩子只能去有機店買現做的蔬菜三明治，當自己趕著上班時，一杯中熱拿就是慧玉全部的早餐。自己談不上是單親家庭，因先生在外地工作，一個月能回家一次就很不錯了，這樣想想似乎也算是單親家庭吧？

小倆口在結婚前已穩定交往數年，公婆和自家長輩早已串門多次，彼此的家長不僅熟悉兩家的子女，長輩也是老來退休後相約一起參加長青活動，結婚的時候幾乎沒有任何懸念，彼此家庭都已經認定親家關係了，甚至忽略兒子媳婦自行相約就出門旅行，留下年輕一輩為了經濟拚搏。小倆口十分慶幸，步入婚姻後沒有許多家庭會出現的磨合戲碼，即便沒有雙親帶來的壓力，操持生活中的大小事卻也不太容易，對於雙薪家庭的結構，他們反而慶幸父母本身已有他們自己人生的規劃，對於子女的任何事，他們是全然放手讓他們自行處理，不管是眼不見為淨也好，還是真的享受退休後的生活也罷，身為子女和媳婦的她當真見識到「爺爺奶奶外公外婆寵孫」的樣子，四老已表明只負責寵孫，不負責管教，即便婚後生活和樂平順，當另一半因公司外派海外的消息傳來時，她雖感到有些心慌，但也不想因此請家長顧孫而打破長輩閒逸的日子，便承擔下來獨自帶孩子的生活模式。

這樣的生活，是小夫妻協調好的，為的只是能在有能力有體力的時候，拚出孩子的未來。只不過，任何計畫與考量都有其變化，她的公司不久前才被併購給另一間企業，原本的工作模式一夕之間全部重整，未達業績目標就得半強制資遣，待到退休的期望瞬間成了同儕之間勾心鬥角的主戲，工作時間永遠會壓縮到下班時間，即使工作經驗豐富的她，在傳統企業對於已婚女性的主觀認知中，仍帶有職務上的限制和壓抑，工作責任加重之餘，她雖然能準時下班去接孩子，卻也不得不在家中處理未完成的工作進度，想當然這樣的加班是無法計入薪資的。即使每次心情沉重的臭臉面對孩子，她都有罪惡感，渴望身邊有另一半支持的力量以及想要獨處的矛盾讓她心塞，煩躁到不行的時候連孩子在學校發生什麼事都懶得問，她仍在情緒滿溢出來之前，用一句「晚上想吃什麼？」來轉移。

孩子天真地說要去同學家複習功課，讓她頓時有一點時間能放鬆的獨處，家裡還有一條絲瓜，她看著那青綠色的外皮有一種清爽和草香氣，便隨意用薏仁、糙米煮成稀粥，等到粥煮開了以後，再放入去皮切片的絲瓜，用保溫悶了十分鐘就可以吃了。難得一個人安靜，她盛了碗粥，撒上鹽和生薑絲，聞著溫暖清爽的氣味，不知為何，她眼眶紅了，即便回到溫暖的家也無法放鬆的壓抑情緒，隨著淡淡的粥香昇華了意志力，即使明天仍重複著今天，但至少現在的時間是自己的。

過了晚上九點，先生在加班的空檔打電話回家，她除了安慰的說「辛苦了」以外，職場中所經歷的一切簡化成一句「一切平安」帶過，掛上電話，帶孩子洗澡睡覺，她覺得自己還hold住自己的心情時，就是一個家能夠穩定的力量。想著，絲瓜產季到了，明天下班後再去買兩條回家。

【品名】　絲瓜粥

【色】　皮綠肉白

【氣】入肝、胃、肺經

【味】甘

【性】涼、微寒

【屬性】清補，入營分，清血分熱，解煩躁、消火氣、滋陰柔肝、降氣化痰。

【營養成分】蛋白質、脂肪、碳水化合物、鈣、磷、鐵及維生素B_1、維生素C，還有皂甙、植物粘液、木糖膠、絲瓜苦味質、瓜氨酸等。

【體質禁忌】體質虛寒忌，孕婦使用時需去薏仁。

【小提醒】

● 絲瓜的薄片大約削〇．五公分左右即可用電鍋或悶燒鍋的做法悶熟，切太厚片的絲瓜需在明火上加熱至全熟再食。

開胃涼拌四季豆

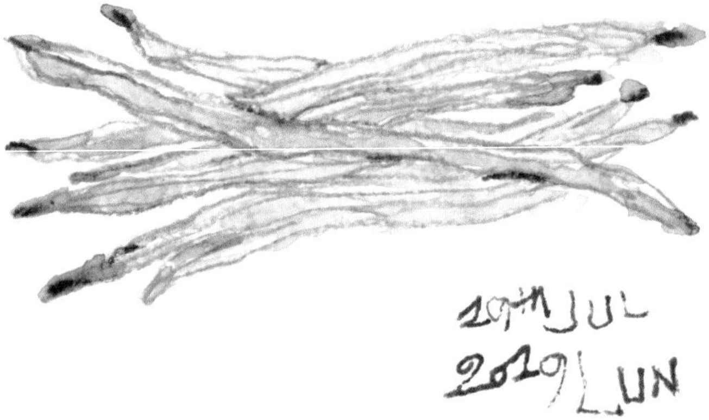

【對應情緒宜食】

		✓		
㊟怒／木	喜／火	思／土	悲／金	恐／水

【材料】四季豆（折去兩端的邊絲，清洗後切段）、生薑絲、糯米醋、海鹽。

【做法】滾水放入四季豆，川燙至全熟後可冰鎮數秒，撈起後以適量海鹽輕抓均勻，將水分瀝乾至不再滴水；拌入適量的糯米醋和生薑絲，裝入保鮮盒密封靜置五至十分鐘即可食。

【心情食堂】

年芳二八的淑儀，在自己創業打拚的努力下，已是一間公司的CEO，在旁人眼中看來，年輕漂亮、經濟獨立又是海歸青年，算是很幸運的人生勝利組了，只不過在她心裡，跟母親的相處仍有溝通不良的問題，父親過世以後，這樣的難處更是落在獨生又單身的她身上。

很難想像，母親在那個年代，因外祖輩思想開明，所以讓想讀書的母親念到高學歷，雖然具備知識分子的素養，職場退休後卻放不掉家庭中想要證明自我價值的企圖心；即使她的學業在整個家族中也算是念得不錯，然而母親總是有意無意地挑一些小毛病，來證明自己寶刀未老。

出國念書之前，淑儀很少意識到母親的強勢，畢竟學生時期，聽父母的話、聽老師的話、聽專業的話，都是很理所當然的，無論她也好，還是同儕也好，從沒想過要做出忤逆權威的舉動，頂撞師長無疑是砲灰的行為；只不過出了一趟國門，看到不同的世界和學習氣氛以後，過往看似「理所當然」的階級思想，回到家再次跟母親相處時，就深切感受到身心都被束縛和壓抑了。她很難感受父親和母親私底下相處的模式，印象中，父親雖然外表隨和，但內心也是固執得很，母親很難改變父親的決定；但母親也不是省油的燈，在這裡吃了小虧也會在別處補償回來，當母親拿捏不了枕邊人的時候，只好控制孩子來強化自己的影響力，這個控制慾在父親離世以後更為明顯。

淑儀初期創業時，難免有人事支出的壓力，便讓母親從旁協助財務工作，當公司擴展規模以後，她母親即使在公司仍習慣把她當女兒的角色，而非對待老闆的方式互動，遇到在開會的場合，也常不經溝通而否定她已經做好的決定，不僅在公司出現「太后派」，也讓她疲於應付下屬的不信任感，直到有一天因急性胃絞痛掛急診，醫生直言胃已穿孔需強迫住院時，她才驚覺自己已承受太多情緒壓力而不自知。

住院期間，淑儀眼看著母親因照顧她而白髮增多了，原本怨懟的情緒多了一層不捨，她也想到父親過世之前，母親也是經常進出醫院照顧父親，一念至此，也擔心母親身體狀況而半強迫要母親去健康檢查，結果報告出爐，母親滿面紅光、略帶炫耀地跟她說，家裡只有我最健康，這個家若沒有她強大的基因支持，估計也會家道中落之感！

連身體健康都要比較，她打從心裡覺得，退休後的母親總想證明自己有用，這樣的孤獨感和渴望被重視的感受她雖然能同理，卻無法認同母親的做法，她覺得母親也應該擴展屬於自己的社交圈，如果死守著跟兒女相依為命的想法，反而會更沒有安全感和焦慮；趁著她在住院期間跟母親聊開自己的想法，也三不五時地鼓勵母親多擴展一些同溫層的社交活動，另一方面也讓母親了解，她已經長大成人了，至少在公司職場上把母親的身分輕輕放下，回到家後仍是一家人，支持母親把更多的時間拿去做自己想做的事；她很慶幸，在住院的幾天突然多一份勇氣與母親把心裡話聊開，也讓彼此明白心意。

出院回家的第一頓晚餐是清粥小菜，淑儀大方地稱讚母親好手藝，也是因為到了國外生活以後，才意識到華人親子互動時很少會用鼓勵讚美的方式，傳統的華人社會教養子女時仍然十分直接和粗暴，這樣培養出沒有自我思想以及沒有自信的後代，或是子女終其一生都有可能活在渴望得到長輩認同的陰影中；沒有人能保證人到老年的時候絕不會犯錯，所以當一個人很清楚自己的人生目標與方向，並且為自己所做的決定負起責任，就已經是思想成熟的人了。

接受傳統思想的老一輩人缺乏肯定和讚美的練習，某方面來說十分恐懼失敗，長輩的認命更容易讓順從的後輩裹足不前，所以比起拉下顏面學習肯定後輩，更習慣感謝神明上蒼老天爺。

母親雖然比同年齡的人受過更好的教育，但畢竟保有傳統的思想，她想跟母親討教家常菜的做法，卻換來母親一句「學不會就別嫁人了出去丟臉」，讓她的好心情瞬間破功，吃完晚飯，除了去報名婚友社以外，她也要幫母親報名旅行團，在身體還有行動力、且經濟無慮的時候，要讓母親走出去看看這個世界的風景，同時讓母親明白她的世界不是只能繞著女兒轉。

【品名】　開胃涼拌四季豆

【色】　綠

【氣】　歸脾、胃經

【味】甘

【性】平

【屬性】調和臟腑、安神健脾、消暑化濕、利水消腫。

【營養成分】蛋白質和多種氨基酸、銅、鐵、鉀、維生素A、維生素C、葉酸等。

【體質禁忌】無特別禁忌。

【小提醒】

- 生四季豆有小毒，需煮至全熟食用。

蓮子山藥紅棗湯

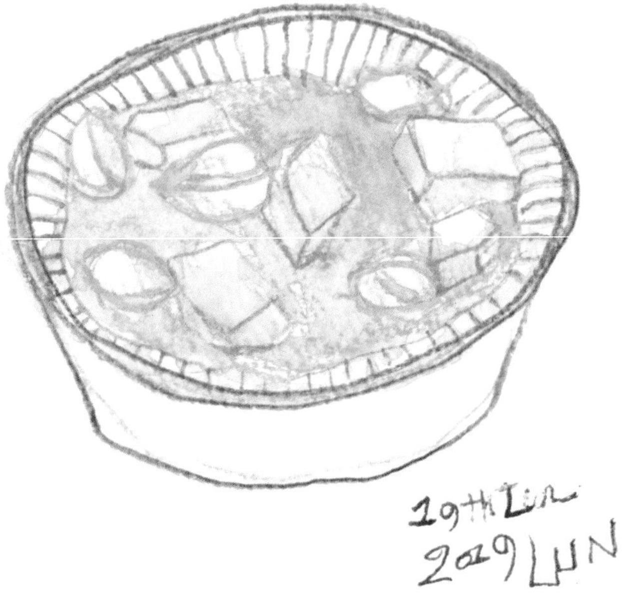

【對應情緒宜食】

	✓	✓		✓
㊔／木	喜／火	思／土	悲／金	恐／水

【材料】 蓮子（鮮品或乾品皆可）30g、山藥半條（無山藥時可用地瓜取代）、紅棗五粒、西洋蔘3g（約一錢）、黑糖備用。

【做法】 山藥去皮切塊備用，紅棗不去籽，蓮子、山藥、紅棗、西洋蔘以溫開水七分滿的水量，入電鍋加熱，外鍋水量約300ml，加熱到保溫模式以後，持續在保溫狀態二十分鐘後，可開蓋檢查蓮子是否軟化，若仍有點硬度可再添加外鍋水量，重新加熱一次。蓮子煮軟後，起鍋前最後加糖即可食。

【心情食堂】

職涯中，許多人會刻意忽略情緒帶來的影響，與其說不認為自己是情緒引起的疾病或症狀，更貼近的狀態是覺得自己的情緒還在可控制的範圍，所以自動忽略每日清理的重要性；想想我們每分每秒的呼吸是代謝二氧化碳、每日排大小便是代謝毒素和身體廢棄物、流汗是代謝水分和調節心氣，那麼情緒呢？如果被壓抑、壓縮，長久不去處理的時候，它就會成為看待人事物的慣性，這個慣性會讓我們忽略了情緒對我們的殺傷力。

曾經遇過幾個印象頗深的經驗，一是一位受家暴的母親，在打離婚官司的過程中尚未取得撫養權，雖離婚成功，但在探視孩子時，發現孩子身上也有被家暴的傷痕，深入探究以後才知道前夫在離婚後很快再娶，繼母趁著前夫工作不在家時對孩子施暴，這位母親得知以後深感自責自己的軟弱，就跟孩子承諾要把他們接回來跟自己一起生活，母親跟前夫協商後先帶走妹妹，哥哥則較遲離開。過程中哥哥的處境不怎麼好，接回來的時候不僅傷痕累累，因心理受到創傷導致出現自閉傾向，害怕黑暗，以及無法跟陌生人互動，一直到跟母親生活半年以後才開始慢慢好轉；曾經為了想維持家庭的和諧而處處委屈求全，現在想想不僅傷害自己，也傷害了孩子。即使恢復單身，也渴望能在感情路上有人互相支持，但也會害怕在關係中遇到對孩子不友善的對象而不敢談戀愛。原本以為哥哥的自閉傾向是來自於家暴產生的，在接受兒童創傷早療諮詢的過程中，心理師告訴母親，哥哥的自閉是為了保護妹妹不要受傷，所以故意讓繼母討厭而對自己施暴，在前夫的家庭裡，妹妹是扮演討好大人歡心的角色；哥哥的付出妹妹是感同身受的，所以離開了前夫的家庭以後，妹妹顯化了對哥哥的保護慾，反而表現在學校有教唆同學霸凌別的同學的現象。

在持續做心理諮詢的努力下，所幸兩個孩子的情緒失調，在轉換生活環境、以及能夠感受到更多友善的人際互動以後就改善許多。母親的堅強能夠改變子女的處境，當孩子是敏感內向的角色時，他們能夠表現的方式，有很多是以透過自己生病來轉移父母困在情緒中的糾結；若孩子個性較外向過動時，表現的方式多是闖禍和叛逆來轉移父母的情緒。孩子與父母的關係大多是陪伴大人成長的角色，較常遇見的例子是焦慮的媽媽帶著內向孩子一起看診，只要是看醫生，孩子都會出現不明原因的哭泣，每次問孩子因為什麼原因哭泣，孩子都答不上來，直到安撫了母親的心情以後，孩子也就像什麼事都沒有發生一樣陪著大人離去；當大人已經度過自己的關卡時，孩子也可以作回他自己，並完整自己。所以很多時候，能夠從孩子當下的狀態看見父母自身的問題，甚至問孩子問題時，會得到比大人還有用的資訊，畢竟大人已經習慣避重就輕的說話方式了，與其說自我保護，長遠而言反而是欺騙自己的做法。通常父母總是會責怪孩子是麻煩製造者，事實上，父母無法時刻調整自己的身心平衡時，就養出容易生病或容易情緒失控的孩子。

另一個例子是飼主和寵物的關係，我曾不只一次被問到寵物得到某某疾病，該如何食療或用中醫調理的問題，寵物與飼主的心意是相通的，寵物的狀態也是反映主人情緒的鏡子；即使沒有受過動物溝通訓練，仍能感受到很多無奈但只好配合主人智商的寵物；寵物最吸引人的內在特質是陪伴和一心一意，飼主對寵物愛的深切，也在愛的行為上展現出很大的控制，較深層的含義是期待自己的愛有所回應；渴望有寵物陪伴又容易害怕孤單、也擔心很多不確定的情感，這部分在寵物身上是可以被滿足的，也顯露出飼主本身心目中理想的關係投射。

愈是對動物的愛愈深，愈容易在人際關係上出現溝通障礙，許多飼主會只親近動物，把人當成假想敵，或是保持距離，不往來互動，一旦飼主在情緒上愈來愈偏執的時候，寵物很容易出現焦慮、緊張、敏感和厭食等症狀，或是表現行為上的反常。寵物天性不會麻煩主人，許多重病但沒有很快離世的寵物，是放不下或擔心主人的情緒過不去，這跟人類面對生離死別較難釋懷有很大的關係，尤其是對習慣控制的人愈是如此；另一個情況是，動物預感主人即將面臨很大的人生變化，所以會提前離開，好讓主人有心理準備面對自己即將到來的課題。

「孩子是愛，所以孩子會陪伴在需要愛的親人身邊。」

「寵物是愛，所以會承受主人的情緒能量。」

總體而言，我們不能忽略自己與子女，以及自己和父母之間有血源上的共鳴，也不能忽略寵物對我們的陪伴是出自夥伴支援的愛，如果父母或飼主持續在匱乏之中無法好好善待，或持續苛責自己，子女和寵物會因此消耗自己成全對方，也很容易留下無法彌補的遺憾。希望有一天我能相信人不再把同類或動物當成情緒代償的工具，身心獨立一直是每個人成長過程的課題和挑戰，放下養兒防老、放下重男輕女、放下依附型的婚姻關係、放下家族資源等等，身心獨立或許花費的代價很大，但呼吸的空氣中會有自由的味道。

真實的愛，是停止傷害自己，並且勇敢面對生命的挑戰，在我們把注意力放在擔心孩子或寵物的問題時，回頭想想是否自己容許受困在情緒中不讓自己好過，當我們認為一切都失去控制的時候，試著聳聳肩、深呼吸，然後對自己說沒什麼大不了的，或許焦慮會少一點，睡眠會多一點，善待自己一些。人生中最美好的風景，是我們曾經以為過不去的坎，如今能盡付笑談中。

【品名】蓮子山藥紅棗湯（甜）

【色】白

【氣】入脾、腎、心經

【味】甘、澀

【性】平

【屬性】清心安神、補脾止瀉、益腎固精止帶。

【營養成分】含澱粉、蛋白質、脂肪、碳水化合物、亞油酸、鈣、磷、鐵等

【體質禁忌】虛寒體質可以將山藥換成地瓜。

【小提醒】

● 蓮子勿用冷水沖洗以免難以煮熟，可以用溫熱開水沖洗。

【品名】蓮子什錦香菇湯（鹹）

【屬性】滋潤益氣、固精潤燥。

【材料】蓮子（鮮品或乾品皆可）30g、美白菇一包、鴻喜菇一包、乾香菇五朵、蓮藕半條、老薑三片。

調味品：鹽、香油

【做法】

蓮藕洗淨不去皮，切塊，同蓮子以溫水略洗後，與美白菇、鴻喜菇、乾香菇、薑片入電鍋一起煮，內鍋水約八分滿，勿使水在加熱過程中溢出即可，外鍋水量約300ml，加熱到保溫模式以後，持續保溫二十分鐘，在保溫狀態二十分鐘後可開蓋檢查蓮藕是否軟化，若仍有點硬度可再添加外鍋水量，重新加熱一次。蓮藕煮軟後，起鍋前加入鹽和香油調味即可食。

【小提醒】

- 蓮子勿用冷水沖洗以免難以煮熟，可以用溫熱開水沖洗。

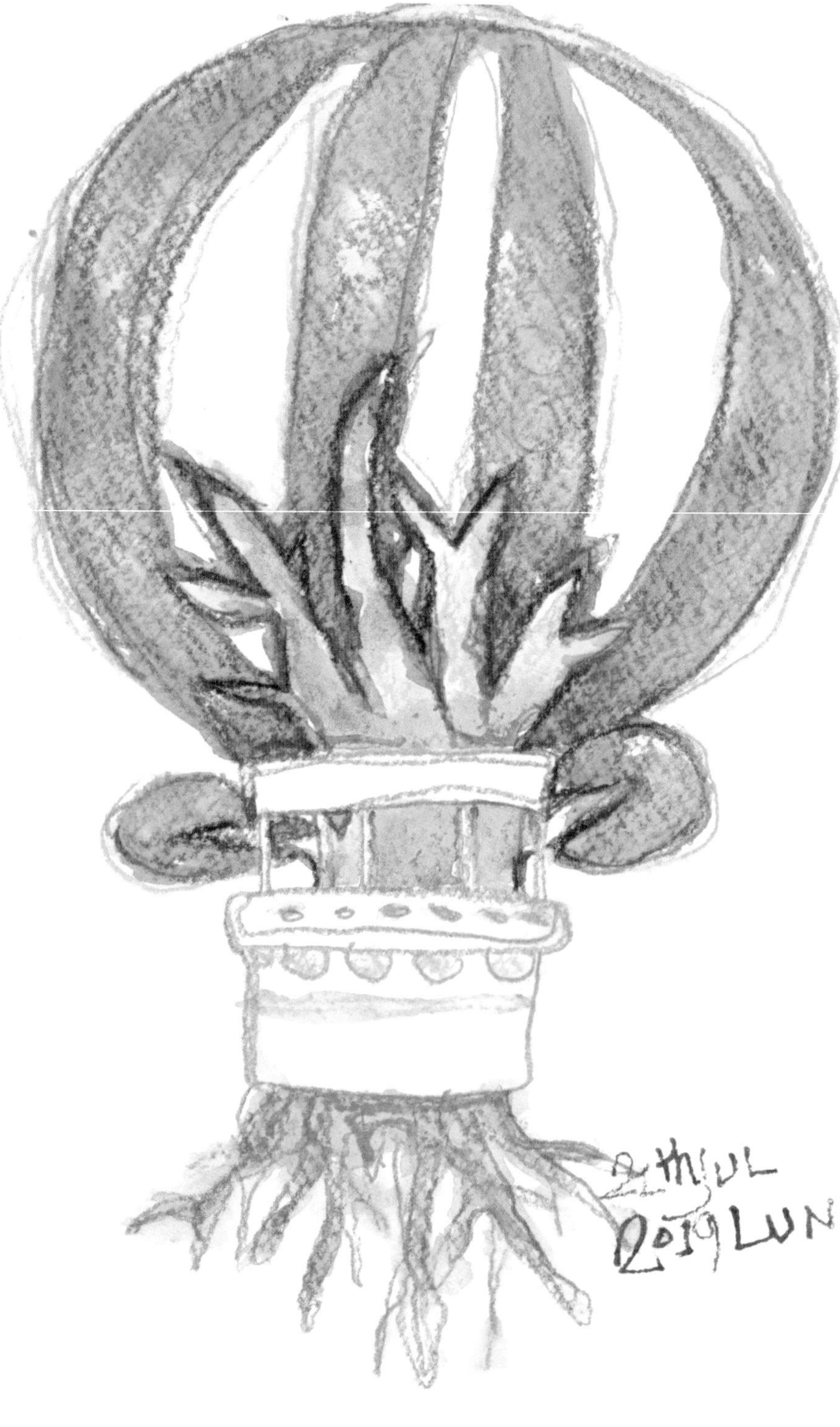
2thJUL
2019LUN

作者跋

情緒包袱

謝小浪

以為扛得起　卻又沒放下
那些我以為我很好的我們

是的，我必須說，一直以來我並不是一個容易釋放情緒的人。

「你的感覺是什麼？」ＬＩＮＥ那端好友問。

「還好吧　生活中本來就有高低起伏，也不用特別放大哪一種。」

我的回應泰半像這樣。

然意識到情緒很有事這件事，竟已是千迴百轉卻倖存之後的此刻。

它對於有些人來說的確是個包袱，當積累的情緒沒有得到揭露和釋放，直到臨界之後會用多強勁的後座力反撲回來，最初的我們，或許都不曾真正的明白。

粉紅行動之緣起

二〇一七年六月，一位摯愛的姊姊檢查出罹患乳癌。

當下的我，徹夜輾轉反側無法成眠，如同許多罹癌者的親友一般，不敢把自己的擔心焦慮讓她知道，更不知道身為她周遭的親友如我，還能為她做些什麼。

翌日，我發了一封訊息給姊姊。

不一會，她倏地丟了一張照片過來。

一張局部的照片怵目眼前，無可迴避，那是一道縫整不一的疤痕。

一時的我還沒有意會過來，過了半晌，眼淚便撲簌簌直落下來。

從那天開始，我幾乎在不斷汲取和耗盡的狀態循環，過程中幾度潸然而停頓，將所見所思所想，從罹患乳癌者自身及其身旁陪伴者的雙重角度，陸續創作了【粉紅行動——為乳癌女人而畫】系列圖文。

同年十月一日，【粉紅行動】以一日一幅、連續整個月，首度於網路預展。

十一月廿三日，【粉紅行動】正式於台北首展。

二〇一八年五月，【粉紅行動】受邀台中市政府進行全市七區巡展，首度跨界結合行動劇展形式展演，當時前市長夫人婉如姊也現身響應。

同年九月卅日，【粉紅行動】又受邀台北市婦女館，再度重返台北發聲。集合跨界人士，共同響應國際乳癌防治月。

一次次馬不停蹄的策展籌備和展出當中，姊姊一邊掛記，卻也只是告訴我，記得吃飯，不要太累。

二〇一九年二月十四日，【粉紅行動】再受邀台北林口長庚醫院，首度於醫學中心展出。

這不僅是巡展以來，首度來到醫學中心，更是在【粉紅行動】接觸社會大眾和罹癌者身旁的陪伴者以來，首次和癌友們直接面對面，內心的激動無以言述。

面對的是台下罹患乳癌的姊妹們、她們的親友、甚至還有她們的另一伴，那份分外親近又情怯之情，更令我在開幕式前一晚徹夜未眠。

「謝謝你！真的！你的畫、你的文字講出了我心裡的感覺！」

當我分享完走下台，幾位姊妹們紛紛走過來，緊緊握著我的雙手與我相擁，令我幾度泫然。

於焉我更深深地感受到，在所有理性的治療之外，那份理性沒有辦法撫觸到的情緒缺口。

感覺必然承載著情緒，不說感覺，感覺不因為你不說而不存在。

而當你不論說了與否，隨之的情緒有沒有轉化、或是一直累積在裡頭。

設若一個不容易放過自己的人，即便承認的當下示弱了，對自己何嘗不是一直嚴苛以待的。

當一個人連自己都不放過的時候，身體蓄積的反撲就如同顯影一般誠實地揭露。

我的情緒與身體相應之路

時常，我們忘記了感覺，壓抑了情緒。覺得我們可以消化它，也否定它的存在。

然後我們繼續跌跌撞撞，繞了好一大圈，才讓身體告訴我們，到底是怎麼了。

在此之前的我，也有好長一陣子的低迷。

離開看似無虞的職涯，開啟人生第一段沒有頭銜的日子。

逐漸地也才真切領略到什麼，當你把放在身上的東西抽掉的時候，你還是原來的你麼？如果不是，那麼你是什麼？

唯有自信，也唯有自性。

一路上攀爬的我們，不斷追求加法的人生。

到後來，可能我們需要的，只是減法的人生。

那一陣子，身體也亮起紅燈，不僅食慾不振，體重直落，對許多事物喪失動力，甚至虛弱到一度只能臥床。

不知何時，病識感一念突然閃過。於是問了無愁，該吃些什麼才好。

「想做什麼，就去做吧！」她見狀語重的說。

我突然被這句話點醒（其實是被嚇醒，我要交待遺言了麼）！

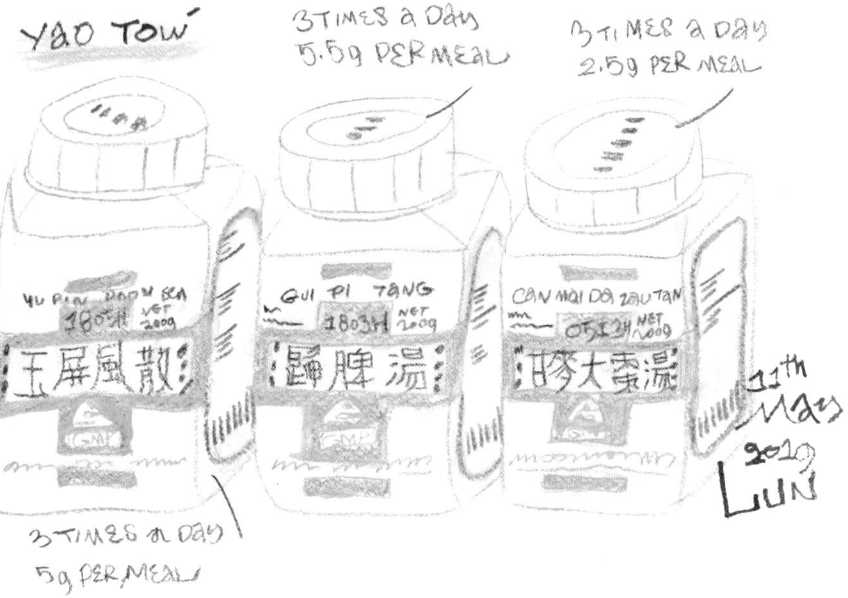

藥頭Yao tow，畫下三帖我曾先後服用的科學中藥，以此自揄。／謝小浪

我接受食物就是身體最好的補給，除了食補氣血之餘，也先後用了幾帖方子。

「該用藥輔助的時候，也不用太抗拒！就給身體一點時間吧！」無愁說。

當我開始傾聽身體的聲音時，身體是有感的。

身體有感，體質也會逐漸變化，同樣的食物對每個人在不同狀態的反應亦不盡相同，藥也一樣。

體質轉變的當下，先後搭配不同的藥材相輔作力，於是自揄作藥頭，畫下前後常服用的方子（如圖）。

慢慢地，約莫過了半年、一年後，食飲和心境重新調整定序，逐漸感受到身體的回饋。而身體的釋壓也逐漸平整了內心，相互效力，把我從身心低靡的幽谷拉了上來。

塗鴉就是原力　自己的原力自己救

人生真的很有趣，雖然歷程總是充滿矛盾，卻又能繼續前行。

繪畫，可以說一直是自幼以來上天給我最好的禮物或也是出口。

過去的我，為了追求一個看似卓越且不出錯的人生，毅然放棄了這個禮物。

卻在人生的另一個當口，這個禮物依然在路口等著我。

一個受理性思惟社會科學制約訓練而運作的腦袋，竟然開始在社區大學教起塗鴉（台北市信義社區大學——療癒塗鴉系列課程）。

任誰都想不到，當然，也包括我自己。

我常在課堂上和同學們分享：

塗鴉不是塗鴉，塗鴉是塗一個自信。

塗鴉就是原力，自己的原力自己救。

有沒有放鬆，線條會告訴你；有沒有自信，紙張也會告訴你。

「結果昨天上課如何？」好友又ＬＩＮＥ。

「不錯耶，同學們還說，不准我把課名療癒兩字拿掉呀！」（他扔了一個笑彎腰動態貼圖）。

「我覺得上天給了你這個很棒的禮物，也是你情緒的出口噢。」（感動）回丟一個貼圖。

「突然感覺到：同學們來上課，不只是塗鴉，當他們和我說療癒的時候，真的還滿感動的。」

不說療癒，療癒也不因為不說而不存在。

如果一件事本身就具有療癒的力量，療癒自然會在其中啟動運作。

我也常和同學們說：

畢卡索花了短短幾年，就能畫得像拉斐爾。

卻花上一輩子時間，只為追求畫得像個孩子。

畫得像個孩子，返還本能、順從直覺。每一筆篤定的背後，是要有多大的信心。

你知道麼，一個社會化已久的成人，能夠放掉社會制約和慣性，要能畫得像個孩子，是有多不容易。

習而後覺的放鬆，安住當下的篤定。一個成人，也才約略能夠畫得像個孩子。

畫得像個孩子，不僅是自我期許，也常在課中分享給同學們。

而本書的圖作，便是以這樣的心境之下完成，期待在你翻讀的片刻，消化文字之餘，可以有輕鬆舒心的感受，便是值了。

出版的同時，我的另一圖文創作【百女圖】——當代女子一百貌，描繪當代女人日常生活中一些幽默詼諧值得玩味和無關道德與否的小事件，總計十系列，亦正受邀台中市政府進行全市巡展當中，期待日後有機會在現場與你相見。

我是謝小浪，也歡迎你到粉頁來找我。

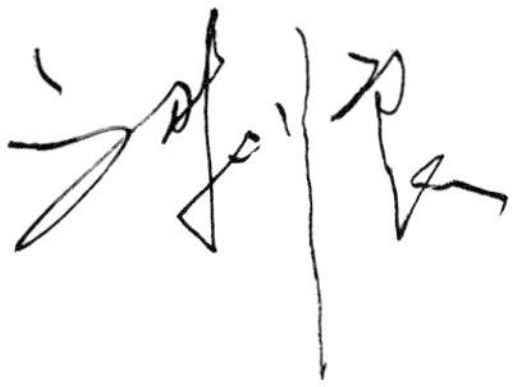

火	土	金	水
不想正面衝突但也不認同	無法容忍不符合內心設定的答案	無法容忍邏輯不通	避開衝突
以多贏的角度為標準	以自身能掌控的方向為標準	以普世道德和傳統價值評斷	以是否安全為評斷標準
會先自責	會先嘗試解決，直到被發現	會批判自己	會逃避和掩飾
只問付出沒有底線	跟利益有關的關係會	冷處理人際關係	
多人集氣祝福才會做	資源到齊才會做	想做就做	家人同意才會做
容易被需要協助的人互動	跟工作有關的會社交	跟任何人保持距離	只跟親人維持社交
愈多人參與心情愈好	無人幫忙時會很焦慮	會關注意識型態的議題	會找親人求助
是	無利益關係時會停止		無法拒絕親人的要求
相信人性本善	相信關係建立在互惠	相信人性本惡	相信宿命
純粹不喜歡衝突	以大局為重		針對親人
因此而壓抑自我	因此而焦慮	因此而自我批判	因此而委屈求全
渴望被肯定	會反覆困在情緒中		用工作代償情緒
搏取同情	行銷目的		渴望被拯救
無人支持	害怕失敗	懷才不遇	家人反對實現自我
大家覺得好就行動	是		
以多數意見為意見	是		會想用錢解決
我是為了你好	是		以利益導向說服
時常感到力不從心	是		當作相欠債
夢到白天的事	愈想愈清醒	淺眠易醒	
用八卦刷存在感	是		
容易壓抑自己真實的想法	是	不和時會批判對方	保持沉默
		是	常常緬懷回憶往事
	不夠信任	是	害怕變化
喜歡但無力照顧		是	
不安排事做會有罪惡感	覺得事情很多做不完	覺得人生苦短時間不夠用	是
		用自暴自棄對抗壓力	是
渴望發揚正面價值	渴望制定規範制度		是
	喜食油炸物	會吃辣或飲酒	是
容易囤積回憶	為了將來或許有用而囤積		是
		感到生無可戀時	是

附錄　30題自我檢測：找出你的情緒體質

情緒小體檢——針對失調的臟氣進行食療（每題皆可複選）

圈選作答：累計木、火、土、金、水的數量，圈選愈多，愈突顯對應五臟的體質和情緒失調的關係，木對應肝，火對應心，土對應脾，金對應肺，水對應腎，可以取分數愈高的前三個優先調理。

項次	問題	木
1	容易跟自己理念不合的人針鋒相對、起衝突？	對人不對事批判
2	習慣以自己的價值觀去評斷別人的對錯？	是
3	習慣在碰到問題時先怪罪、檢討別人？	是
4	習慣在人際互動中挑戰別人的底線？	是
5	時常衝動做決定，覺得某件事不做會後悔？	有人參與才會實行
6	自認無法與他人建立良好的社交關係？	習慣找不如自己的關係交流
7	透過需要他人幫忙或支持某些善事的話題，與人互動。	把自己的事擴張成大家的事
8	習慣用付出的方式維繫人際關係？	付出一分也要回收一分
9	對於自己的直覺和第六感有信心，不容易被騙	相信成功跟人脈經營有關
10	遇到人際衝突時習慣顧全大局而隱忍？	有條件的忍耐
11	常感到自卑自憐，覺得自己一無是處？	因此而自暴自棄
12	常感到孤單寂寞，需要被安慰和支持？	需要有人陪
13	習慣在社交時，重複述說自己的人生苦難遭遇？	搏取價值觀共鳴
14	常覺得找不到人生可以自我發展的舞台和動力？	
15	習慣先了解全部過程，再開始行動？。	有人能負責就開始行動
16	習慣事先計畫，如果臨時有變化會感到焦慮？	會靠關係解決
17	習慣用說理的方式達成目的？	
18	常感嘆自己勞碌命，但遲遲未改變生活模式？	時常抱怨
19	容易因白天未完成的事，而焦慮失眠？	愈想愈氣
20	喜歡蒐集周遭人們的八卦資訊，作為社交話題？	用八卦社交
21	與人意見不同時，容易固執己見？	不和時容易動手
22	對於分離有很深的感觸與恐懼？	容易感到遺憾
23	習慣用質疑的語氣跟人溝通？	想要排除異己
24	比起跟人相處，更喜歡跟小動物或植物相處？	喜歡占為己有
25	喜歡同時進行或安排很多事情，把行程表排滿？。	會安排事情給別人做,甚至加班
26	習慣用菸、酒、性或大吃，來排解鬱悶情緒？	用頹廢對抗壓力
27	自我價值感建立在家人或社會的認可上？	渴望創造新的團體
28	壓力大時，會想吃重鹹或高熱量食物？	
29	容易囤積物品或食品，捨不得丟棄？	容易囤積禮物
30	習慣讓別人做決定，常說「隨便」、「都可以」？	不想負責的時候

註：空白的部分是沒有選項的部份，有些選項較多，有些選項較少。

註：沒有適合的選項可略過不填

BH0050

情緒食療

找到你的情緒體質，吃回身心健康

作　　者　謝無愁（撰文）、謝小浪(繪圖)
責任編輯　朗慧、田哲榮
封面設計　斐類設計
內頁構成　洪菁穗、李秀菊
校　　對　吳小微

發 行 人　蘇拾平
總 編 輯　于芝峰
副總編輯　田哲榮
業務發行　王綬晨、邱紹溢
行銷企劃　陳詩婷
出　　版　橡實文化 ACORN Publishing
地址：10544臺北市松山區復興北路333號11樓之4
電話：02-2718-2001　傳真：02-2719-1308
網址：www.acornbooks.com.tw
E-mail：acorn@andbooks.com.tw
發　　行　大雁出版基地
地址：10544臺北市松山區復興北路333號11樓之4
電話：02-2718-2001　傳真：02-2718-1258
讀者傳真服務：02-2718-1258
讀者服務信箱：andbooks@andbooks.com.tw
劃撥帳號：19983379戶名：大雁文化事業股份有限公司

印　　刷　中原造像股份有限公司
初版一刷　2019年10月
初版五刷　2023年 7 月
定　　價　420元
I S B N　978-986-5401-07-8

國家圖書館出版品預行編目資料

情緒食療：找到你的情緒體質，吃回身心健康／謝無愁、謝小浪著. -- 初版. -- 臺北市：橡實文化出版：大雁出版基地發行, 2019.10
面；　公分
ISBN 978-986-5401-07-8（平裝）
1. 食療　2. 養生
413.98　　108015063

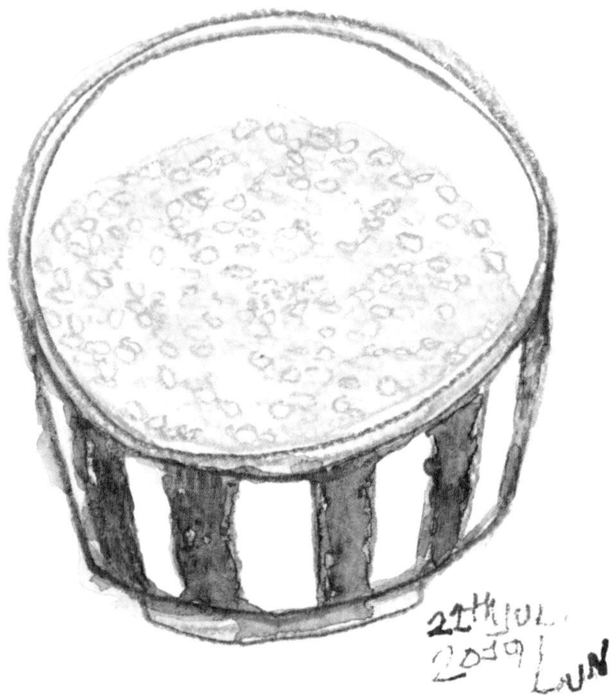
21th JUL.
2019
LuN